做自己的保健医生

保健品及OTC药物攻略

陆志仁 编著

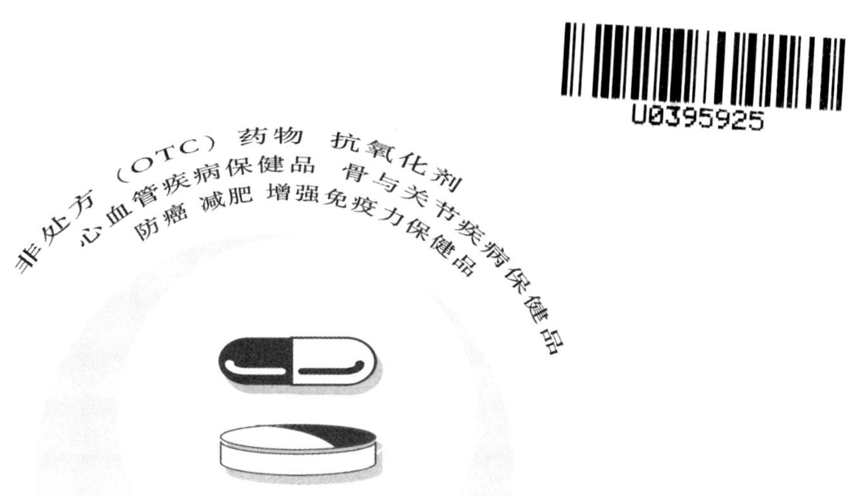

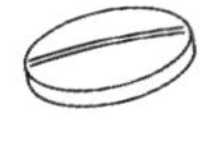

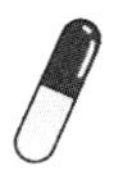

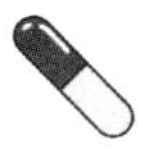

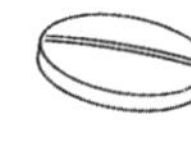

上海科学普及出版社

前言

本书根据近二十年国外公开发表的论文、评论和来自学术机构及政府部门报告文件中有关保健药品及非处方药物的信息和资料整理编著而成。

生活在欧洲，特别是西欧和北欧地区的人们，崇尚自然。他们普遍认为，专情地享受自然阳光、水和环境，是身体健康的基础。与此相比，生活在北美地区的人们，以美国人为代表，或许由于生存环境的不同，他们比较热衷于保健品，认为补充一些人体缺少的物质，是维持身体健康不可或缺的一部分。服用某些非处方药物、保健性药物或营养补充药物，是一种既方便又经济实惠的防病或治病的有效方法之一。从20世纪下半叶开始，美国白领阶层饭后服用多种维生素和微量元素（矿物质）补充药物的情况较为普遍。即使在蓝领阶层和大学生中也并不罕见。2007年，由美国国家综合和替代药物中心主导的大型国家健康评估调查发现，有17.7%的成年人定期服用营养食物补充剂。在这些定期服用营养补充药物的人群中，服用欧米伽-3脂肪酸（OMEGA-3）产品（如鱼油、磷虾油等）的占37.4%，服用与氨基葡萄糖有关产品的占19.9%。长久以来，北美是世界保健品市场的主要开拓者和引领者，在世界保健品市场中占有最大的份额。

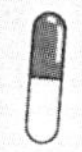
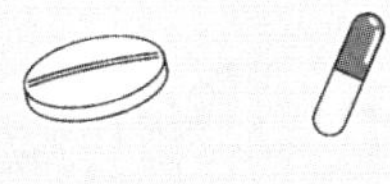
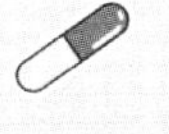
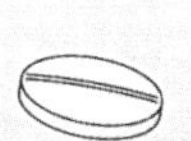

从广泛意义上来说，保健产品应包括非处方药物（OTC 药物）、抗氧化剂、营养性补充药物、非营养性补充药物、营养食品、功能饮料以及各种草药，还应包括提升人体健康的保健器材或设备。本书着重于前者，以预防或治疗这条线贯穿起来，逐一介绍其相关知识。

本书以通俗易懂的医学知识阐释养身原理，秉承科学新发展原则，以数据为主要依托，向读者展现保健方面的新思维和新观念。同时希望本书成为广大读者了解国际保健品市场的窗口，也为国内保健品生产从业者提供一些参考资料。不足之处，恳请广大读者批评指正。

陆志仁

2020 年冬

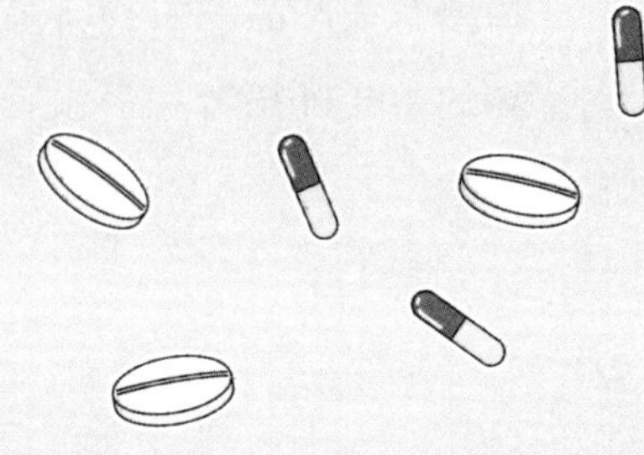

目 录

前言 / 1

第一篇 **非处方药物** / 1

非处方药物介绍 / 1

非处方药物的活性成分 / 7

如何在国际市场上选购非处方药物 / 30

使用非处方药物注意事项 / 66

第二篇 **抗氧化剂产品** / 72

什么是自由基 / 73

什么是抗氧化剂 / 77

抗氧化剂的抗氧化能力 / 82

如何选择抗氧化剂 / 109

第三篇 **心血管疾病保健品** / 120

预防心血管疾病的重要性 / 120

如何选择心血管疾病保健品 / 123

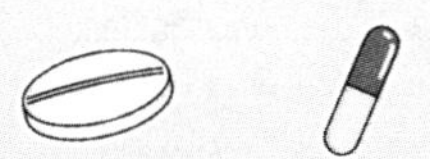

第四篇　**骨与关节保健品** / 142

骨质疏松症与维生素 D / 142

氨基葡萄糖及其他抗关节炎产品 / 155

第五篇　**其他保健品** / 171

提升人体免疫力产品和防癌草药 / 171

减肥非处方药 / 181

治疗前列腺肥大的补充药物 / 194

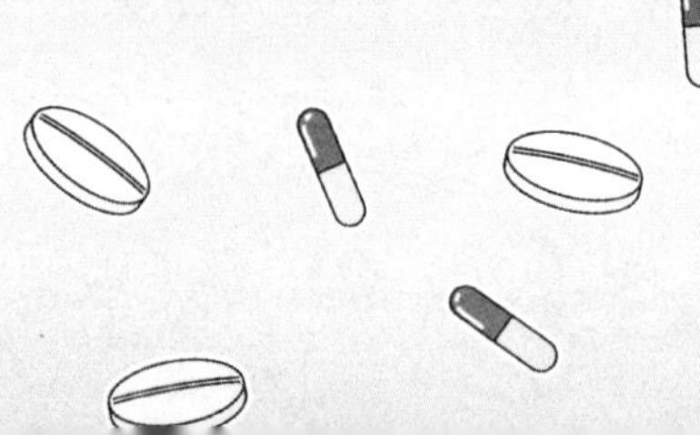

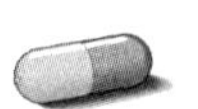

第一篇　非处方药物

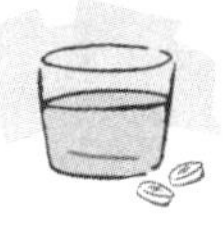

非处方药物介绍

非处方药物是指无需医生开处方就可以得到的药物，英文称 OTC（Over-The-Counter）药物，即指不放在通常处方药物柜台中的药物。它们的买卖交易不用药物处方就可以。实际上，在无需处方的情况下不仅可以在药店买到 OTC 药物，而且在国外的大型超市、食品店及便利店等商店中也能买到，就像买普通的感冒药或阿司匹林那样容易。

可以随便买到 OTC 药物，并不等于降低了对 OTC 的要求，OTC 药物的基本要求是安全有效。美国食品和药物管理局（FDA，Food and Drug Administration）声称，自 20 世纪 70 年代开始，OTC 药物在安全性和有效性方面的要求甚至比处方药物更严格，特别在安全性方面。最近几十年来，市场上 OTC 药物因安全问题而被大规模召回的，实属少见。

不用处方就可以买到 OTC 药物，并不意味着 OTC 药物可以随意上市，不受国家相关部门的管控。在美国，一种 OTC 药物被允许进入市场以前，必须先向 FDA 下属有关部门申报，经批准后才能上市。

OTC药物获得批准上市的途径主要有两个：向FDA下属的特殊机构（Monograph）申报，或向FDA下属的一个专门负责新药物的机构NDA（New Drug App lication）申报。少数OTC药物也可以借助于FDA的有关化妆品法规上市，如防晒剂。

上市的每一种OTC药物都是经过安全性和有效性方面的研究或临床试验的。所以，FDA对OTC药物的管控主要体现在对OTC药物市场广告的监控。市场监控一旦发现某个OTC药物有问题，立即采取大规模的召回行动。在美国，对OTC药物的广告监控由联邦交易委员会（FTC，Federal Trade Commission）实施，处方药物则直接由FDA管控。FTC要求广告制成标准式样，便于顾客阅读和理解。在商标的“药物事实（Drug Facts）”中，明确要求OTC药物厂家标出产品的活性成分、服药目的、安全性警告、使用者指南、非活性成分以及适用性。

美国在销售方面对少数OTC药物还是作了一些限制，FDA把这些药物划定为第三类药物。例如，一种治疗感冒的OTC药物——假麻黄碱（或称伪麻黄素），放在药店里顾客看不到的柜子中，只有在药剂师要求下，留下个人信息的顾客才能买到，但不要求出示处方。这样做的目的在于减少利用假麻黄碱制成脱氧麻黄碱（又名甲基丙胺）的危险性。脱氧麻黄碱是一种中枢神经兴奋剂，又称冰毒，这也是为什么华人进入美国时不允许携带感冒冲剂类中药的原因（不少感冒冲剂类中药含有伪麻黄素）。在美国不少州中，伪麻黄素被列为处方药物。对OTC药物的管控也体现在紧急避孕药上。在美国上市的紧急避孕药Plan B，One-Step或The Morning-After Pill的一个明显特点是，女性在性生活之后的第二天早晨，服用该药也可以达到阻止怀孕的目的。FDA的管控是：对于17岁及17岁以上的女性，紧急避孕药是OTC药物，但对于小于17岁的女性，该药则是处方药物。FDA和生产厂家之间达成一个协议，这种药物被放在普通药柜后面，小于17岁的年轻女性是不可以随便买到的。

加拿大对OTC药物的销售和管控方式有别于美国。加拿大政府把OTC药物大致分成四类：第一类，凭处方销售的OTC药物，但处方可由有执照的药物学家向公众提供；第二类，销售时不需要处方的OTC药物，但要求在上市销售前由药物学家评估；第三类，销售时不要求处方的OTC药物，但必须放在一个可供选择的位置，且必须在药剂师在场的情况下才能完成买卖交易；第四类，完全不受管控的OTC，即不要求处方，可在任何零售店里销售。

在英国，政府把所有药物分成三大类。除了处方药物外，另有两大类，即出现在常见销售名单中的销售许可药［General Sales Licence (medicine)，GSL药］和药店药物。GSL药是指在药店外的任何地方都可买到的药品。在正确服用情况下，这些药大部分被认为是安全的。例如，某些含扑热息痛（Paracetamol）和布洛芬（Ibuprofen）的止痛剂产品及某些抗过敏药片。药店药品，简称“P药”，是指不是处方药但又不是GSL药的一类药。这类药在有执照的药店出售，但不放在可自选的部位。P药与GSL药的不同在于，购买P药是有条件的，即选购时需接受药店的咨询或劝告。受过训练的药剂师助理在药店主管同意下可销售P药。作为P药销售的例子有含有盐酸苯海拉明（Nytol）的安眠药片及人用的甲苯咪唑（Mebendazole）去蠕虫药片。显然，英国的GSL药类似于OTC药物，而P药可以理解为有条件的OTC药物。

在OTC药物中，有很大一部分是由处方药物转换过来的。一般而言，OTC药物只用于治疗那些无需在医生直接指导下治疗的病症，且必须证明其安全性和普适性。OTC药物通常是用量很少或不会被滥用的。通常情况下，一种处方药物经过3～6年以后，证明其安全性和普适性，就有可能从处方药物转化为OTC药物。当然，这种转换须由政府有关部门批准。从处方药物转换到OTC药物的最近一个例子是苯海拉明（Diphenhydramine），又名本那君（Benadryl）。这是一种抗组胺药（组胺，又名组织胺，是抗体蛋白质中的一种——IgE 对像花粉之类的过敏原作出错误响应而产生的具有活性的胺化合物，是一种传导物质，直接影响到人体过敏炎症反应）。它曾是一种处方药，但现在是任何地方都可以看到的 OTC 药物。美国的西咪替丁（Cimetidine，起抑酸作用）和氯雷他汀（Loratadine，第二代抗组胺药物，用于治疗过敏），以及澳大利亚的止痛剂布洛芬（Ibuprofen）也是处方药物转换到 OTC 药物的例子。在英国，伟哥（Viagra）也是从处方药物转换成 GSL 药的成功案例。2007 年 2 月，英国宣布，35～65 岁之间的男子在接受药剂师询问以后，可买到 4 片治疗男子勃起功能障碍的伟哥。尽管偶尔能听到男子服用伟哥后产生不良反应的例子，但整体说来还是安全的。

相比于处方药物，用 OTC 药物治病具有下列优势：一是不用处方直接销售给患者，省时省力；二是不用去医院看病，省钱便宜；三是获得 OTC 药物十分方便。在国外除了药店外，大型超市、食品店、便利店等都有出售，估计全美出售 OTC 药物的商店就有几十万家。

正是由于上述优势，自 20 世纪 70 年代以来，OTC 药物已成为治疗不太严重或不致命常见病的不可缺少的手段或补充。2011 年有报告表明，在美国有 1/3 的老年人一直在服用 OTC 药物。目前，在 OTC 药物市场上，标有治疗作用的 OTC 药物有八十多类，几十万种之多。OTC 药物市场也在不断发展壮大。据美国《全球市场观察》（*Global Market Insigh*）的报告显示，2016 年全球 OTC 药物市场销售达到了1 140 亿美元，其中北美市场份额占 35%，预计北美市场平均每年以 5%速率增长，到 2024 年时全球 OTC 药物市场可达 1 780 亿美元。

下表列出了在 2016 年美国市场上 28 类 OTC 药物或保健品的销售情况，有利于读者了解北美 OTC 药物市场。

表 1-1　2016 年美国市场上 28 类 OTC 药物及保健品销售情况

OTC 药物或保健品类别	排名	销售额 （单位：百万美元）
上呼吸道药物 （Upper Respiratory）	1	8 139
口服止痛药 （Analgesic Internal）	2	4 121
止汗药 （Antipers Pirants）	3	2 951
保健牙膏 （Toothpaste）	4	2 732
心灼烧药 （Heartburn）	5	2 647
急救产品 （First Aid）	6	2 174
口腔防腐抗菌及冲洗 （Oral Antiseptic & Rinses）	7	1 482
轻泻药 （Laxative）	8	1 309
太阳光保健品 （Suncare）	9	1 243
嘴唇和口腔治疗 （Lip/oral Treatment）	10	1 125
戒烟产品 （Quit Smoking Product）	11	989

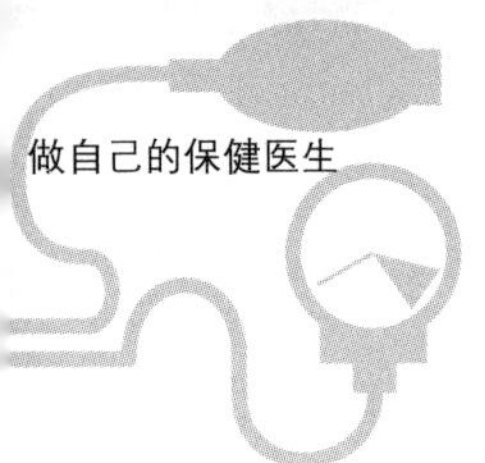

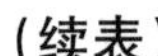
(续表)

OTC 药物或保健品类别	排名	销售额（单位：百万美元）
眼保健产品 (Eye Care)	12	852
外用止痛药 (Analgesic External)	13	737
粉刺药 (Acne)	14	607
脚保健药 (Foot Care)	15	495
安眠药 (Sleeping Aids)	16	428
女性避孕药 (Female Contraceptive)	17	335
女性阴道痒及霉菌治疗药 (Feminine Iich & Yeast Treatment)	18	302
止泻药 (Antidiarrheals)	19	253
头发生长产品 (Hair Growth Products)	20	138
顺势疗法产品 * (Home Opathic Remedies)	21	103
矿物油凝胶产品 (Petroleum Jelly)	22	96

* 顺势疗法，又名类似疗法，是替代医学的一种。意思是为了治疗某种疾病，需要使用一种能够在健康人中产生相同症状的药剂。例如，毒性植物颠茄用于治疗发热和突发性搏动性头痛。

（续表）

OTC 药物或保健品类别	排名	销售额 （单位：百万美元）
晕动病用药* （Motion Sickness）	23	93
股癣药 （Jock Itch）	24	56
女性卫生冲洗产品 （Feminine Hygiene Douche）	25	49
灌肠剂 （Enema）	26	38
利尿剂 （Diuretic）	27	15
滴耳剂 （Ear Drop）	28	11

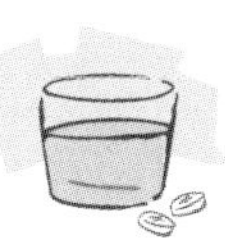

非处方药物的活性成分

OTC 药物的活性成分，是指药物内发挥疗效的成分。到目前为止，OTC 药物的活性成分可分几十大类几千种。由一种或几种活性成分组成的 OTC 药物，现在全球有 30 多万种。FDA 在 2010 年 4 月 7 日公布了美国 OTC 药物的活性成分，分别公布了人工生产的化合物 OTC 药物活性成分和非人工生产的 OTC 药物活性成分。前者是指各种化合

* 晕动病用药，是指治疗因乘交通工具，如飞机、汽车或火车等引起疾病的药物，晕动疾病症状包括头晕、呕吐及头痛、乏力等。

物，有近800种，后者是指天然植物中提取及少数天然化合物或单质（如煤焦油和硫磺）的OTC药物活性成分，有近千种。与传统的中药不同，在FDA公布的OTC药物活性成分中，看不到动物的成分。此外，正如前面所述的那样，有些OTC药物活性成分是由处方药物演变过来的，虽然数量上不多，但在口服止痛剂和治疗上呼吸道感染疾病的OTC药物上占比较高。这两类OTC药物的市场销售额名列前茅。

由于OTC药物活性成分数量众多，本书无法逐一列出介绍，这里仅就FDA在2011年4月出版的《健康手册》中的“OTC药物活性成分指南”作详细介绍。这份指南把OTC药物分成16类，然后依次介绍重要的OTC药物活性成分，以及用这些活性成分生产的OTC药物（品牌）的情况。这些信息可供读者在了解OTC药物时参考。

表1-2　OTC药物活性成分

药物类别		活性成分	美国市场上的商业品牌名（部分）
止痛剂	口服止痛剂（Internal Analgesics）	阿司匹林（Aspirin）	Bayer Aspirin Ecotrin Bufferin
		退热净（醋酸酚）（Acetaminophen）	Tylenol Pedia Care
		水杨酸和它的化合物（Salicylate & It's Salts）	Doan's Percogesic Maximum Strength (Magnesium Solicylate)
		退热净与其他止痛剂组合（Acetaminophen with other Analgesics）	Goody's Bady Pain (Acetaminophen/Aspirin)
		阿司匹林与抗酸剂组合（Aspirin with Antacids）	Alka Seltzer Extra Strength (Aspirin/Citric Acid/Sodium Bicarbonate)

（续表）

药物类别		活性成分	美国市场上的商业品牌名（部分）
止痛剂	口服止痛剂（Internal Analgesics）	任何止痛剂与咖啡因组合（Any Analgesic with Caffeine）	Excedrin Exrta Strength Anacin Headache Vanguish
		退热剂栓剂（Acetaminophen Suppositories）	Feverall
		布洛芬（Ibuprofen）	Advil Motrin
		布洛芬、假麻黄碱（Ibuprofen/Pseudoephedrine）	Advil Cold & Sinus
		退热剂（长效）（Acetaminophen（ER））	Tylenol Arthritis Pain
		萘普生（Naproxen）	Aleve
		阿司匹林、退热剂（长效）、咖啡因专治偏头痛（Aspirin/Acetaminophen（ER）/Coffeine for Migraine）	Excedrin Migraine
		萘普生、假麻黄碱（长效）（Naproxen/Pseudoephedrine（ER））	Aleve-D Sinus & Cold
		布洛芬专用于偏头痛（Ibuprofen for Migraine）	Motrin Migraine Advil Migraine
		布洛芬、假麻黄碱、扑尔敏（Ibuprofen/Pseadoephedrine/Chlorpheniramine）	Advil Allergy Sinus
		布洛芬、苯肾上腺素（Ibuprofen/Phenylephrine）	Advil Congestion Relief

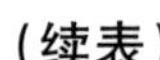

药物类别		活性成分	美国市场上的商业品牌名（部分）
止痛剂	外用止痛剂（External Analgesics）	苯海拉明、醋酸锌（Diphenhydramine/Zinc Acetate）	Benadryl Gel
		利多卡因、苯扎氯铵（Lidocaine/Benzalkonium Chloride）	Backline
		苯海拉明、炉甘石、苯甲醇（Diphenhydramine/Calamine/Benzyl Alcohol）	Ivarest Poison Ivy
		苯佐卡因、苄索氯胺（Benzocaine/Benzethonium Chloride）	Lanacane
		苯佐卡因、间苯二酚（Benzocaine/Resorcinol）	Vagisil Anti-Itch Thera gesic Mentholatum Deep Healing
		水杨酸甲酯（冬青油）、樟脑、薄荷醇（Methyl Salicylate/Camphor/Menthol）	Satogesic
		樟脑、薄荷醇、白凡士林（Camphor/Menthol/White Petrolatum）	Boroleum
		冬青油、薄荷醇（Methyl Salicylate/Menthol）	Salonpas Patch

（续表）

药物类别		活性成分	美国市场上的商业品牌名（部分）
上呼吸道用药	口服镇咳药（Oral Antitussive）	氢溴酸右美沙芬（Dextromethorphan）	Robitussin DM Sucrets DM Hold DM Vicks Dayquil
		美沙芬（长效）（Dextromethorphan）	Delsym ER
		愈创甘油醚，又名愈美（Guaifenesin（ER））	Mucinex DM ER
	口服鼻碱充血药（Oral Nasal Decongestants）	假麻黄碱（Pseudoephedrine）	Sudafed
		苯肾上腺素（Phenylephrine）	Sudafed PE
		假麻黄碱（长效 12 或 24 小时）（Pseudoephedrine（ER 12 or 24 hours））	Sudafed 12 hours Sudafed 24 hours
	口服第一代抗组药（Oral First Generation Antihistamine）	氯苯吡胺（长效），又名扑尔敏（Chlorpheniramine（ER））	Chlor-Trimeton（2 hours）
		右溴苯胺、假麻黄碱（长效）（Dexbrom pheniramine/Pseudoephedrine（ER））	Drixoral
		右溴苯胺、假麻黄碱、退热净（长效）（Dexbrompheniramine/Pseudoephe-drine/Acetaminophen ER）	Drixoral Plus
		氯马斯汀（Clemastine）	Tavist
		氯马斯汀、假麻黄碱、退热净（Clemastine/Pseudoephedrine/Acetaminophen）	Tavist Allergy Sinus Headache

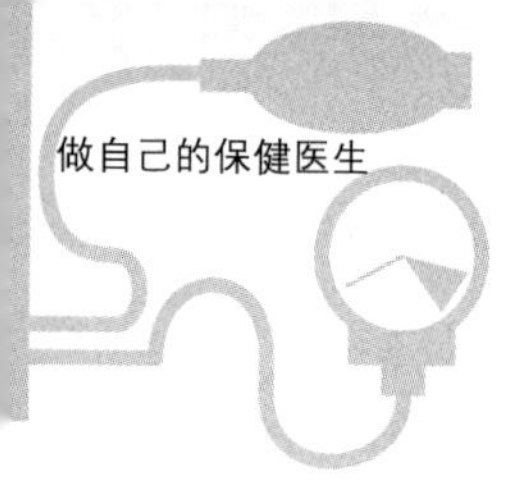

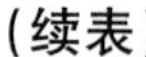

药物类别		活性成分	美国市场上的商业品牌名（部分）
上呼吸道用药	口服第二代抗组胺药（Oral Second-generation Antihistamines）	氯雷他定（Loratadine）	Claritin Alavert
		氯雷他定、假麻黄碱（长效）（Loratadine/Pseudoephedrine (ER)）	Claritin D 24 hours
		西替利嗪（Cetirizine）	Zyrtec
		西替利嗪、假麻黄碱（Cetirizine/Pseudoephedrine）	Zyrtec D
		非索非那定（Fexofenadine）	Allegra
		非索非那定、假麻黄素（Fexofenadine/Pseudoephedrine）	Alleyra D
	口服祛痰药	愈创甘油醚，又名愈美（Guaifenesin）	Mucinex Little Golds Mucus Relief
		愈美、假麻黄素（长效）（Guaifenesin/Pseudoephedrine (ER)）	Mucinex D ER
	口服感冒、咳嗽复方药（Oral Cold & Cough Active Ingredients Combinations）	镇咳、抗组胺、减充血、祛痰和止痛的活性成分组合	Triaminic Daytime（Phenylephrine/Dextromethorphan）
			Dimetapp Nighttime (Phenylephrine/Diphenhydramine)
			Vicks Nyquil Vitamin C
			Coricidin HBP Night-time (Doxylamine/Dextromethorphan/Acetaminophen)
			Thera Flu Cold & Cough (Pheniramine/Phenylephrine/Dextromethorphan)
			Buckley's Chest Congestion (Guaifenesin/Menthol)

（续表）

药物类别		活性成分	美国市场上的商业品牌名（部分）
上呼吸道用药	支气管扩张药(Broncho-dilators)	麻黄素、盐酸肾上腺素(Ephedrine/Racepinephrine)	Primatene Mist
		麻黄素、愈创甘油醚(Ephedrine/Guaifenesin)	Primatene Tablets BROKAID®
	外用镇咳药(Topical Antitussives)	樟脑(Camphor)	Vicks Vaposteam
		薄荷醇(Menthol)	Fisherman's Friends
		樟脑、薄荷醇、桉树油(Camphor/Menthol/Eucalyptus Oil)	Vicks Vaporub Mentholatum Chest Rub
	外用鼻减充血药(Topical Nasal Decongestants)	羟甲唑啉(Oxymetazoline)	Afrin
			Vicks Sinex
			Sudafed DM
			Nostrilla
			Zicam Sinus Relief
		苯肾上腺素(Phenylephrine)	Neo-Synephrine
			Little Noses Decongestant, 4 Way
		六氢脱氧麻黄碱(Propylhexedrine)	Benzedrex
	外用鼻过敏控制器(Topical Symptom Controllers)	色甘酸钠(Cromolyn Sodium)	Nasalcrom

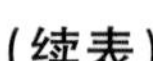
（续表）

药物类别		活性成分	美国市场上的商业品牌名（部分）
肠胃用药	抗酸药（Antacids）	与铝、钙、镁、铯、钾及钠有关的盐类或氢氧化钠，柠檬酸及其盐类，与磷有关的化合物，硅酸盐，酒石酸及其盐，甘氨酸及奶粉	Pepto-Bismol Original (Bismuth Subsalicylate)
			Tums Pepto-Bismol Childrens (Calcium Carbonate)
			Phillips Original (Magnesium Hydroxide)
			Alka Seltzer Antacid Relief (Citric Acid/Sodium Bicarbonate/Potassium Bicarbonate)
			Mylanta (Aluminum Hydroxide/ Magnesium Hydroxide)
			Rolaids (Calcium Carbonate/ Magnesium Hydroxide)
			Gaviscon (Aluminium Hydroxide/ Magnesium Carbonate)
		抗酸活性成分与抗气胀剂组合 (Combination With Antiflatulents)	Maalox Children' (Carbonate/Simethicone)
	去酸剂（H_2受体阻断药）(Acid Reducers)(H_2-Antagonists)	法莫替丁 (Famotidine)	Pepcid
		西咪替丁，又名甲氰咪胍 (Cimetidine)	Tagamet
		雷尼替丁 (Ranitidine)	Zontac
		法莫替丁、碇酸钙、氢氧化镁 (Famotidine/Cacium Carbonate/ Magnesium Hydroxide)	Pepcid Complete

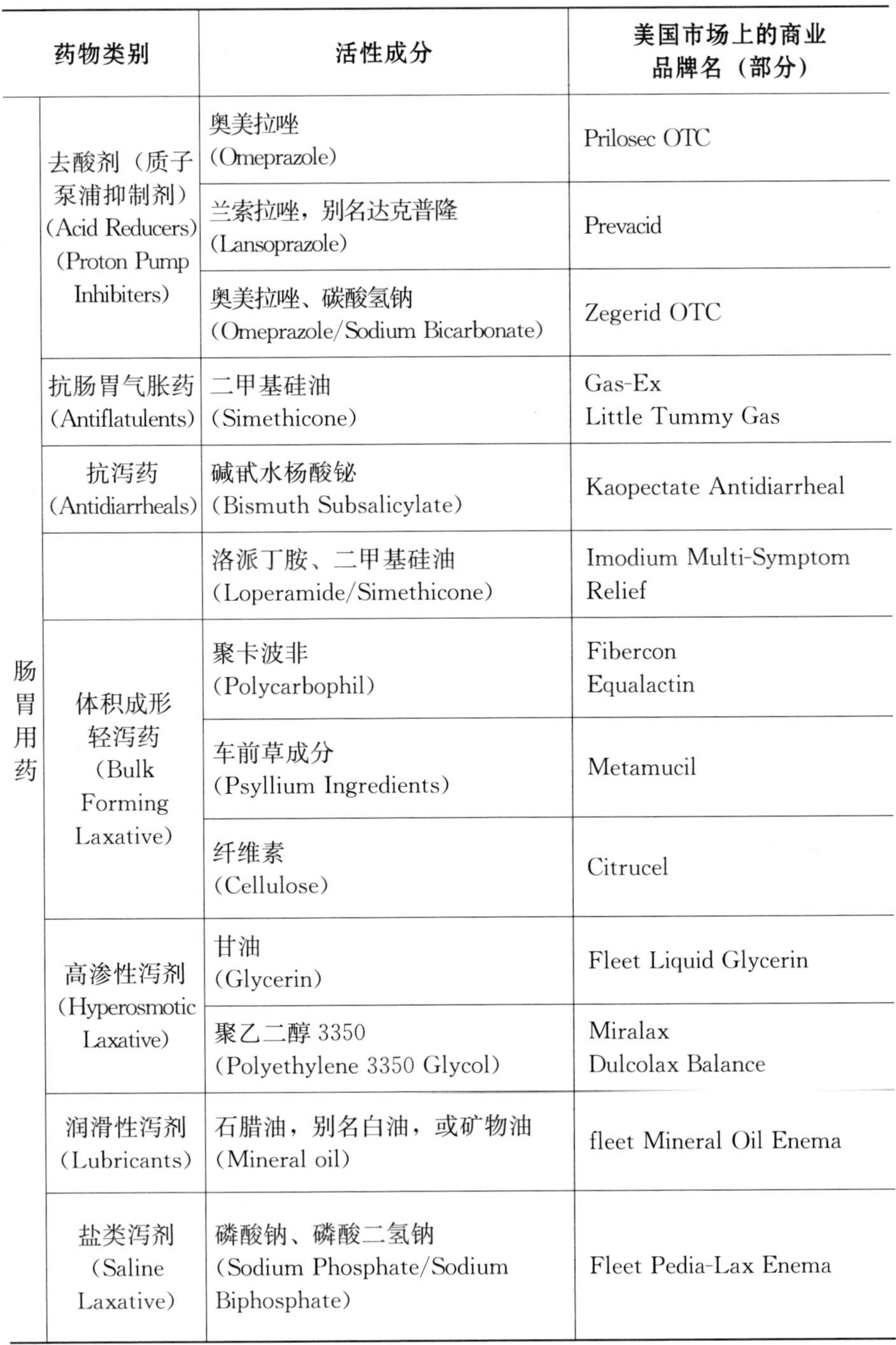

（续表）

药物类别		活性成分	美国市场上的商业品牌名（部分）
肠胃用药	去酸剂（质子泵浦抑制剂）(Acid Reducers)(Proton Pump Inhibiters)	奥美拉唑 (Omeprazole)	Prilosec OTC
		兰索拉唑，别名达克普隆 (Lansoprazole)	Prevacid
		奥美拉唑、碳酸氢钠 (Omeprazole/Sodium Bicarbonate)	Zegerid OTC
	抗肠胃气胀药 (Antiflatulents)	二甲基硅油 (Simethicone)	Gas-Ex Little Tummy Gas
	抗泻药 (Antidiarrheals)	碱式水杨酸铋 (Bismuth Subsalicylate)	Kaopectate Antidiarrheal
		洛派丁胺、二甲基硅油 (Loperamide/Simethicone)	Imodium Multi-Symptom Relief
	体积成形轻泻药 (Bulk Forming Laxative)	聚卡波非 (Polycarbophil)	Fibercon Equalactin
		车前草成分 (Psyllium Ingredients)	Metamucil
		纤维素 (Cellulose)	Citrucel
	高渗性泻剂 (Hyperosmotic Laxative)	甘油 (Glycerin)	Fleet Liquid Glycerin
		聚乙二醇 3350 (Polyethylene 3350 Glycol)	Miralax Dulcolax Balance
	润滑性泻剂 (Lubricants)	石腊油，别名白油，或矿物油 (Mineral oil)	fleet Mineral Oil Enema
	盐类泻剂 (Saline Laxative)	磷酸钠、磷酸二氢钠 (Sodium Phosphate/Sodium Biphosphate)	Fleet Pedia-Lax Enema

（续表）

药物类别		活性成分	美国市场上的商业品牌名（部分）
肠胃用药	刺激性轻泻药（Stimulant）	比沙可啶，别名秘可舒（Bisacodyl）	Dulcolax
			Alophen
			Fleet Stimulant Laxative
			Correctol
	粪便软化剂（Stool Softeners）	多库酯钠（一种阴离子活化剂）（Docusate）	Colace
			Phillips Stool Softener
			Kaopectate Stool Softener
	复方泻药（Laxative Active Ingredients Combinations）	番泻叶甙、多库酯钠（Sennosides/Docusate）	Peri-Colace
	抗呕吐药（Antiemetics）	苯甲嗪（Cyclizine）	Bonine For Children
			Marezine
		茶苯海明，别名乘晕宁、晕海宁（Dimen hydrinate）	Dramamine Original
			Tryptone
		美克咯嗪，别名美其敏或敏克静（Meclozine）	Bonine
			Antivert
	驱肠虫剂（Anthelmintic）	双羟萘酸噻嘧啶（Pyrantel Pamoate）	Pin-X
			Pronto
	肠胃中毒处理（Poison Treatment）	活性炭（Activated Charcoal）	Charcocaps

（续表）

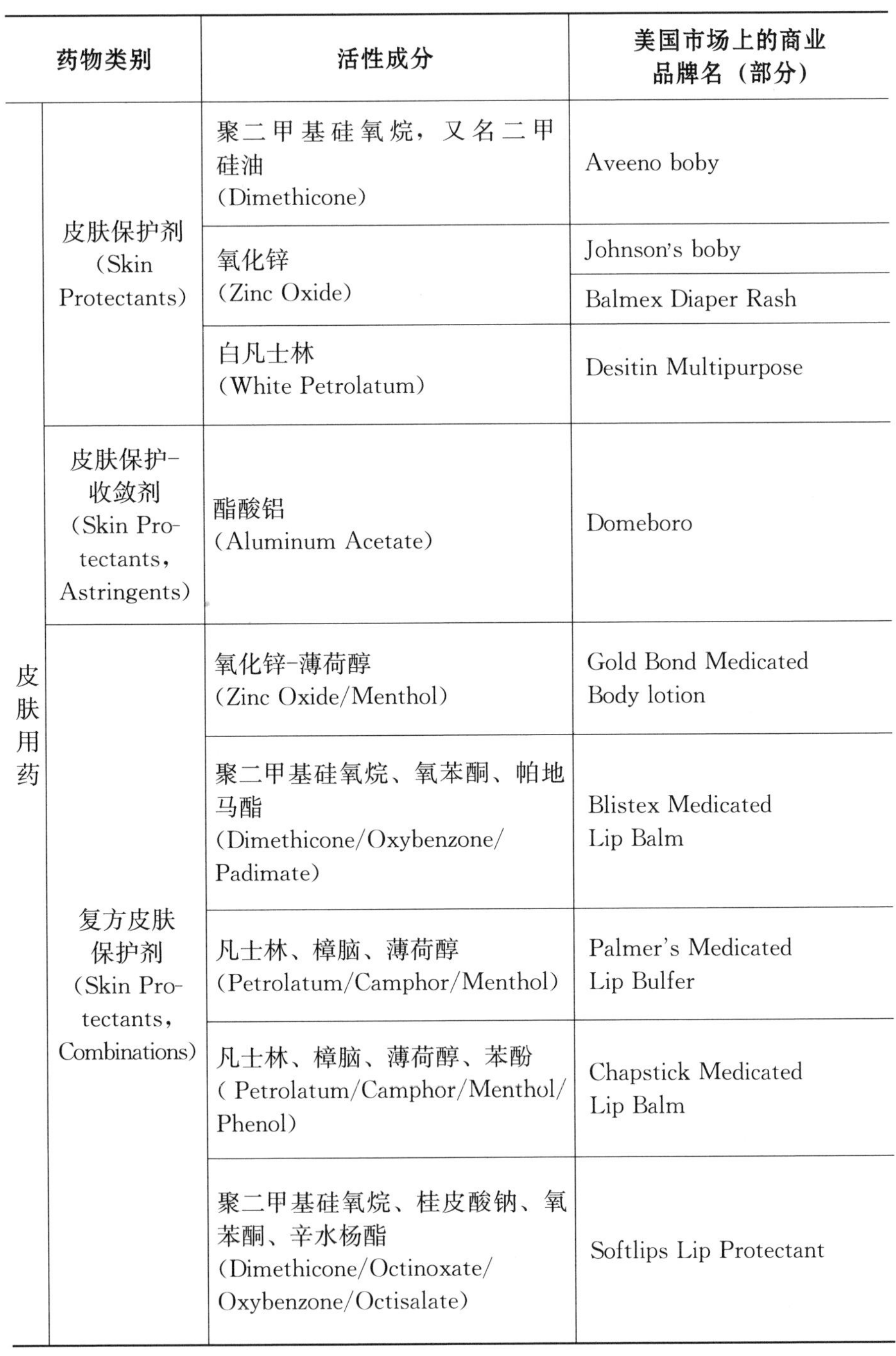

药物类别		活性成分	美国市场上的商业品牌名（部分）
皮肤用药	皮肤保护剂（Skin Protectants）	聚二甲基硅氧烷，又名二甲硅油（Dimethicone）	Aveeno boby
		氧化锌（Zinc Oxide）	Johnson's boby Balmex Diaper Rash
		白凡士林（White Petrolatum）	Desitin Multipurpose
	皮肤保护-收敛剂（Skin Protectants，Astringents）	酯酸铝（Aluminum Acetate）	Domeboro
	复方皮肤保护剂（Skin Protectants，Combinations）	氧化锌-薄荷醇（Zinc Oxide/Menthol）	Gold Bond Medicated Body lotion
		聚二甲基硅氧烷、氧苯酮、帕地马酯（Dimethicone/Oxybenzone/Padimate）	Blistex Medicated Lip Balm
		凡士林、樟脑、薄荷醇（Petrolatum/Camphor/Menthol）	Palmer's Medicated Lip Bulfer
		凡士林、樟脑、薄荷醇、苯酚（Petrolatum/Camphor/Menthol/Phenol）	Chapstick Medicated Lip Balm
		聚二甲基硅氧烷、桂皮酸钠、氧苯酮、辛水杨酯（Dimethicone/Octinoxate/Oxybenzone/Octisalate）	Softlips Lip Protectant

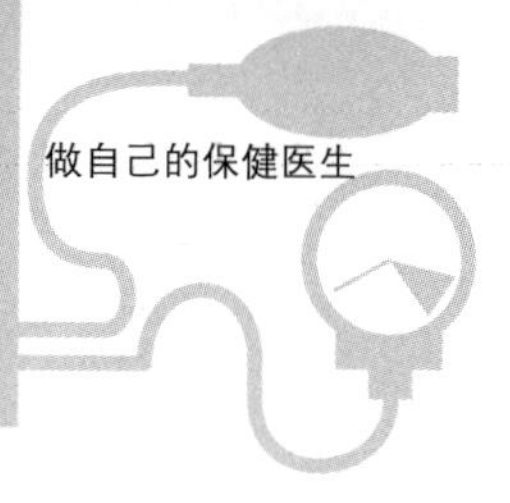

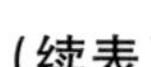

药物类别		活性成分	美国市场上的商业品牌名（部分）
皮肤用药	防常春藤、橡树及漆树带来的皮肤红斑 (Poison Ivy, Oak & Sumac Rash Prevention)	苯托夸他姆（一种皮肤用药）(Bentoquatam)	Ivy Block
	抗引起皮肤红肿刺激的药 (Irritants that Produce Redness)	阿摩尼亚 (Ammonia)	After Bite
		氨基三乙醇水杨酸盐 (Trolamine Salicylate)	Aspercreme
			Mobisyl
	抗不引起红肿刺激的药 (Irritants that Don't Produce Redness)	辣椒素 (Capsaicin)	Capzasin
			Zostrix
	抗引起冷感刺激的药 (Irritant that Produce Cooling Sensation)	樟脑 (Camphor)	Blue Star
		薄荷醇 (Menthol)	Icy hot
			Absorbine
			Bengay
			Stopain
	皮肤漂白产品 (Skin Bleaching Products)	对苯二酚 (Hydroquinone)	Palmer's Ambi

（续表）

药物类别		活性成分	美国市场上的商业品牌名（部分）
皮肤用药	皮肤抗霉菌药(Dermal Antifungals)	咪康唑(Miconazole)	Desenex
			Cruex
		托萘脂，别名发癣退(Tolnaftate)	Tinactin
			Ting
			Odor-eaters
			Dr. Scholl's
		克霉唑(Clotrimazole)	Mycelex
		酮康唑(Ketoconazole)	Nizoral
		特比萘芬(Terbinafine)	Lamisil
		布替那芬(Butenafine)	Lotrimin Ultra
	去头皮屑、治脂溢性皮炎和牛皮癣药(Dandrnff，Seborrheic Dermatitis & Psoriasis Drug)	煤焦油(Coal Tar)	Neutrogera T/gel
			Original
			Psoriasin
		吡啶硫酮锌(Pyrithione Zinc)	Head & Shoulders
			Zincon
		水杨酸(Salicylic Acid)	Denorex
			Dermarest Psoriasis
		硫化硒(Selenium Sulfide)	Selsun
		水杨酸、硫磺(Salicylic Acid/Sulfur)	ALA SeB

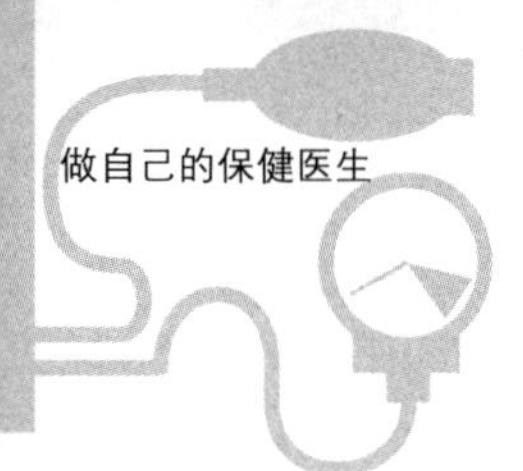

（续表）

药物类别		活性成分	美国市场上的商业品牌名（部分）
皮肤用药	止痒剂（Antipruritics）	氢化可的松制剂（Hydrocortisone）	Cortizone
			Cortaid
			Itch-X
			Hydrocortifoam
		特比萘芬（Terbinafine）	Lamisil
		布替那芬（Butenafine）	Lotrimin Ultra
	治粉刺药（Acne Products）	水杨酸（Salicylic Acid）	Clearasil
			Clean & Clear Panoxyl
			Oxy
			Stridex
			Phisoderm
		过氧化二苯甲酰（Benzoyl Peroxide）	Clearasil
			Clean & Clear
			Panoxyl
			Oxy
		间苯二酚、硫黄（Resorcinol/Sulfur）	Acnomel
	除鸡眼、老茧及疣药（Corn，Callus & Wart Removers）	水杨酸（Salicylic Acid）	Dr. Scholl's
			Wart-off
			Compound W

（续表）

<table>
<tr><th colspan="2">药物类别</th><th>活性成分</th><th>美国市场上的商业品牌名（部分）</th></tr>
<tr><td rowspan="8">皮肤用药</td><td rowspan="3">复方治感冒疮（又名唇疱疮）药
(Cold Sore Treatment Combination)</td><td>尿囊素、樟脑、苯佐卡因、白凡士林
(Allantoin/Camphor/Benzocaine/White Petrolatum)</td><td>Anbesol Cold Sore</td></tr>
<tr><td>薄荷醇、樟脑、明矾、水杨酸、苯酚</td><td>Carmax</td></tr>
<tr><td>二十二醇
(Docosanol)</td><td>Abreva</td></tr>
<tr><td rowspan="5">防晒剂
(Sunscreen)</td><td rowspan="4">防晒剂活性成分组合
(Combinations of Sunscreen Active Ingredients)</td><td>Bain Soleil</td></tr>
<tr><td>Coppertone</td></tr>
<tr><td>Bull Frogs</td></tr>
<tr><td>Neutrogena</td></tr>
<tr><td>依莰舒、阿伏苯宗、氰双苯丙烯酸辛脂
(Ecamsule/Avobenzone/Octocrylene)</td><td>AnThelios SX</td></tr>
<tr><td rowspan="13">口腔用药</td><td rowspan="2">去牙过敏剂
(Tooth Desensitizers)</td><td rowspan="2">硝酸钾
(Potassium Nitrate)</td><td>Sensodyne</td></tr>
<tr><td>Crest Sensitivity</td></tr>
<tr><td rowspan="11">抗牙龈炎、牙斑</td><td rowspan="4">西比氯胺（又名十六烷基氯化吡啶）
(Cetylpyridinium Chloride)</td><td>Aim</td></tr>
<tr><td>Act</td></tr>
<tr><td>Crest</td></tr>
<tr><td>Orajet</td></tr>
<tr><td>桉油精、薄荷醇、冬绿油（又名水杨酸甲酯）、麝香草酚
(Eucalyptol/Menthol/Methy/Salicylate/Thymol)</td><td>Listerine</td></tr>
<tr><td>氟化钠、三氯生（又名三氯苯氧氯酚）
(Sodium Fluoride/Triclosan)</td><td>Colgate Total</td></tr>
<tr><td rowspan="2">薄荷醇、甲胶
(Menthol/Pectin)</td><td>Sucrets</td></tr>
<tr><td>Orajet</td></tr>
<tr><td rowspan="2">薄荷醇、苯佐卡因
(Menthol/Benzocaine)</td><td>Cepacol</td></tr>
<tr><td>Chlora Septic Lozenges</td></tr>
<tr><td>苯酚、甘油
(Phenol/Glycerin)</td><td>Chlora Septic</td></tr>
</table>

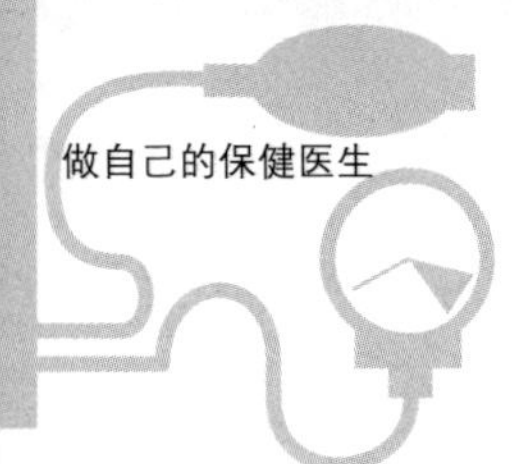

（续表）

药物类别		活性成分	美国市场上的商业品牌名（部分）
口腔用药	防龋(Anticaries)	氟化钠(Sodium Fluoride)	Colgate
			ALM
			Act
			Aquafresh
			Crest
			Mentaden
			Rembrandt
		单氟酸钠(Sodium Monofluorosphate)	Colgate，P
			ALM
			Sensodyne
			Aquafresh
			Rembrandt
		氟化亚锡(Stannous Fluoride)	Crest Pro-Health
眼药	眼收敛药(Ophthalmic Demulcents)	羟甲基纤维素(Hypromellose)	Genteal Eye Drops
			RoHto Hydra
		甘油(Glycerin)	Advanced eye relief
			Lubricant
	眼润滑液(Ophthalmic Emollients)	轻矿物油(Light Mineral Oil)	Soothe XP
	眼膏渗透剂(Ophthalmic Hypertonicity Agents)	氯化钠(Sodium Chloride)	Mur D

（续表）

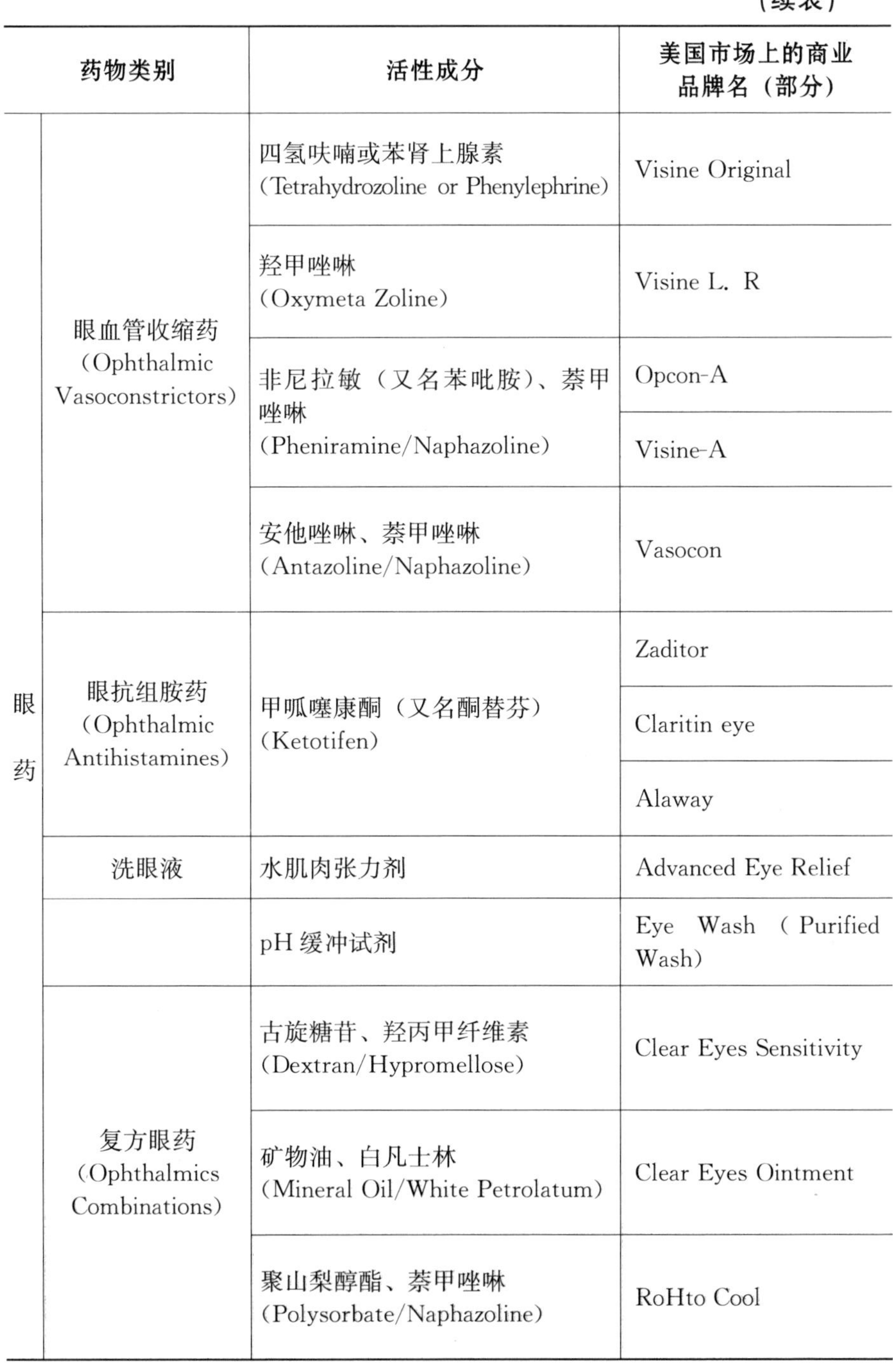

药物类别		活性成分	美国市场上的商业品牌名（部分）
眼药	眼血管收缩药（Ophthalmic Vasoconstrictors）	四氢呋喃或苯肾上腺素（Tetrahydrozoline or Phenylephrine）	Visine Original
		羟甲唑啉（Oxymeta Zoline）	Visine L. R
		非尼拉敏（又名苯吡胺）、萘甲唑啉（Pheniramine/Naphazoline）	Opcon-A
			Visine-A
		安他唑啉、萘甲唑啉（Antazoline/Naphazoline）	Vasocon
	眼抗组胺药（Ophthalmic Antihistamines）	甲呱噻康酮（又名酮替芬）（Ketotifen）	Zaditor
			Claritin eye
			Alaway
	洗眼液	水肌肉张力剂	Advanced Eye Relief
		pH 缓冲试剂	Eye Wash（Purified Wash）
	复方眼药（Ophthalmics Combinations）	古旋糖苷、羟丙甲纤维素（Dextran/Hypromellose）	Clear Eyes Sensitivity
		矿物油、白凡士林（Mineral Oil/White Petrolatum）	Clear Eyes Ointment
		聚山梨醇酯、萘甲唑啉（Polysorbate/Naphazoline）	RoHto Cool

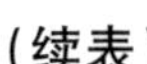
（续表）

	药物类别	活性成分	美国市场上的商业品牌名（部分）
专用于肛门和直肠的药	肛门部麻醉药（Local Anesthetics）	苯佐卡因（Benzocaine）	Americaine
		辛可卡因（Dibucaine）	Nupercainal
	收敛药（Astringents）	北美金缕梅（Witch Hazel）	Tucks Witch Hazel
	肛门疾病（如痔疮）引起的肿胀痛或痒用药	甘油、苯肾上腺素、普莫卡因、白凡士林（Glycerine/Phenylephrine/Pramoxine/White Petrolatum）	Preparation Cream
		可可脂、苯肾上腺素、鲨鱼鱼肝油（Cocoa Butter/Phenylephrine/Shark Liver Oil）	Preparation H Suppositories
		矿物油、普莫卡因、氧化锌（Mineral Oil/Pramoxine/Zinc Oxide）	Tucks Ointment
		普莫卡因、氧化锌（Pramoxine/Zinc Oxide）	Tronolane Cream
		固体脂肪、苯肾上腺素（Hard Fat/Phenylephrine）	Tronolane Suppositories
	肛门止痒药物（Anti-Itch Product）	氢化可的松（Hydrocortisone）	Preparation H Hydrocortisone

（续表）

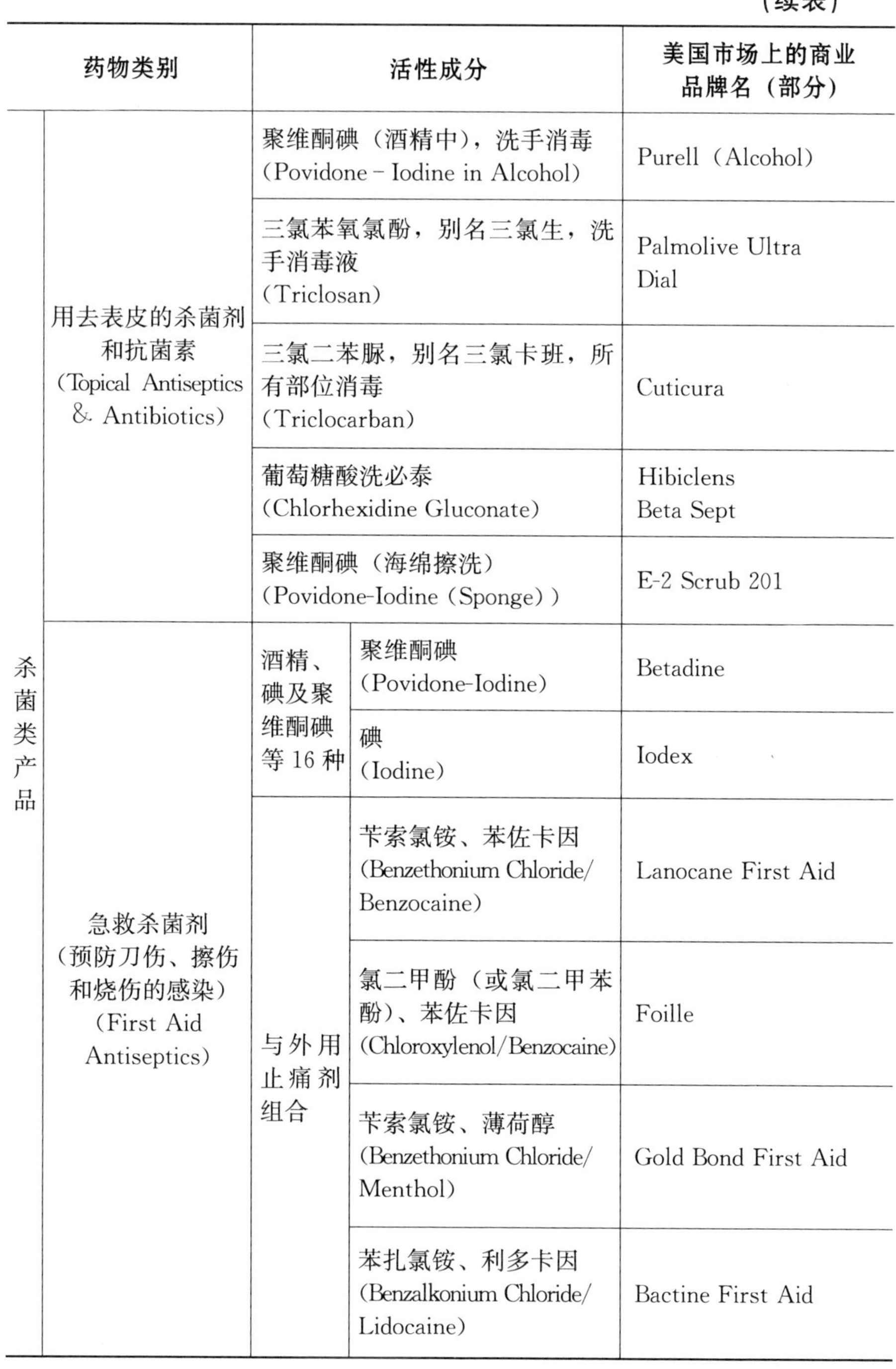

药物类别		活性成分		美国市场上的商业品牌名（部分）
杀菌类产品	用去表皮的杀菌剂和抗菌素（Topical Antiseptics & Antibiotics）	聚维酮碘（酒精中），洗手消毒（Povidone－Iodine in Alcohol）		Purell（Alcohol）
		三氯苯氧氯酚，别名三氯生，洗手消毒液（Triclosan）		Palmolive Ultra Dial
		三氯二苯脲，别名三氯卡班，所有部位消毒（Triclocarban）		Cuticura
		葡萄糖酸洗必泰（Chlorhexidine Gluconate）		Hibiclens Beta Sept
		聚维酮碘（海绵擦洗）（Povidone-Iodine（Sponge））		E-2 Scrub 201
	急救杀菌剂（预防刀伤、擦伤和烧伤的感染）（First Aid Antiseptics）	酒精、碘及聚维酮碘等16种	聚维酮碘（Povidone-Iodine）	Betadine
			碘（Iodine）	Iodex
		与外用止痛剂组合	苄索氯铵、苯佐卡因（Benzethonium Chloride/Benzocaine）	Lanocane First Aid
			氯二甲酚（或氯二甲苯酚）、苯佐卡因（Chloroxylenol/Benzocaine）	Foille
			苄索氯铵、薄荷醇（Benzethonium Chloride/Menthol）	Gold Bond First Aid
			苯扎氯铵、利多卡因（Benzalkonium Chloride/Lidocaine）	Bactine First Aid

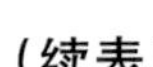
（续表）

<table>
<tr><th colspan="2">药物类别</th><th colspan="2">活性成分</th><th>美国市场上的商业品牌名（部分）</th></tr>
<tr><td rowspan="3">杀菌类产品</td><td rowspan="3">急救抗菌素
（First Aid Antibiotics）</td><td rowspan="3">五种抗菌活性成分组合</td><td>杆菌肽锌、多粘菌素 B
（Bacitracin Zinc/Polymyxin B）</td><td>Polysporin</td></tr>
<tr><td>多粘菌素 B、新霉素、普莫卡因
（Polymyxin B/Neomycin/Pramoxine）</td><td>Neosporin Plus</td></tr>
<tr><td>杆菌肽、新霉素、多粘菌素 B－普莫卡因
（Bacitracin/Neomycin/Polymyxin B/Pramoxine）</td><td>Bactine</td></tr>
<tr><td rowspan="12">麻醉药</td><td rowspan="3">局部麻醉用药
（Local Anesthetics）</td><td colspan="2">利多卡因
（Lidocaine）</td><td>Solarcaine</td></tr>
<tr><td colspan="2">普莫卡因
（Pramoxine）</td><td>Scalpicin Wips</td></tr>
<tr><td colspan="2">达克罗宁
（Dyclonine）</td><td>Orajel Cold Sore</td></tr>
<tr><td rowspan="9">麻醉和止痛产品
（Anesthetics/Analgestics）</td><td colspan="2" rowspan="4">苯佐卡因
（Benzocaine）</td><td>Colgate Orabase</td></tr>
<tr><td>Orajel</td></tr>
<tr><td>Anbesol</td></tr>
<tr><td>Kank-A</td></tr>
<tr><td colspan="2">苯甲醇（又名苄醇）
（Benzyl Alcohol）</td><td>Zilactin</td></tr>
<tr><td colspan="2">达克里能（一种口腔麻醉剂）
（Dyclonine）</td><td>Sucrets Original</td></tr>
<tr><td colspan="2">己基间苯二酚
（Hexylresorcinol）</td><td>S. T. 37</td></tr>
<tr><td colspan="2">苯酚
（Phenol）</td><td>Chlora Septic Spray</td></tr>
</table>

（续表）

药物类别		活性成分	美国市场上的商业品牌名（部分）
止汗药		氧化羟铝 (Alumium Chlorohydrate)	Speed Stick
		丙氯铝及其他的铝或锆的衍生物 (Aluminum Chlorohydrex & other Derivatives of Aluminum and Zirconium)	Gillette AXE
治掉头发产品 (头发生长剂) (Hair Grower)		米诺地尔 (Minoxidil)	Rogaine
月经产品		扑热息痛（又名退热净）、巴马溴（又名帕马溴） (Acetaminophen/Pamabrom)	Women's Tylenol
		扑热息痛、巴马溴、吡拉明（又名嘧啶胺） (Acetaminophen/Pamabrom/Pyrilamine)	Pamprin
		扑热息痛、卡啡咽、吡拉明 (Acetaminopben/Caffeine/Pyrilamine)	Midol
		水杨酸镁、咖啡因 (Magnesium Salicylate/Caffeine)	Diurex
阴道避孕药		壬苯聚酮 (Nonoxynol-9)	Ortho Options
			Tylenol II
			Today
		左旋 18 -甲基炔诺孕酮（简称左炔孕酮） (Levonorgestrel)	Plan B

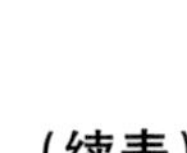

（续表）

<table>
<tr><th colspan="2">药物类别</th><th>活性成分</th><th>美国市场上的商业品牌名（部分）</th></tr>
<tr><td colspan="2" rowspan="4">阴道抗霉菌药</td><td>克霉唑
(Clotrimazole)</td><td>Gyne-Lotrimin</td></tr>
<tr><td>米康唑
(Miconazole)</td><td>Monistat</td></tr>
<tr><td>布康唑
(Butoconazole)</td><td>Femstat</td></tr>
<tr><td>噻康唑
(Tioconazole)</td><td>Vagistat</td></tr>
<tr><td colspan="2">快速减肥</td><td>奥利司他
(Orlistat)</td><td>Alli</td></tr>
<tr><td rowspan="15">其他</td><td rowspan="2">耳药（耳垢紧急去除）
(Otics (Ear Wax Removal Aids)</td><td rowspan="2">过氧化脲
(Carbamide Peroxide)</td><td>Debrox</td></tr>
<tr><td>Murine</td></tr>
<tr><td rowspan="2">兴奋剂
(Stimulant)</td><td rowspan="2">咖啡因
(Coffeine)</td><td>Nodoz</td></tr>
<tr><td>Vivarin</td></tr>
<tr><td rowspan="4">尼古丁取代戒烟
(Nicotine Replacement Therapy)</td><td rowspan="2">口服尼古丁香糖
(Nicotine Polacrilex)</td><td>Nicorette</td></tr>
<tr><td>Commit</td></tr>
<tr><td rowspan="2">尼古丁
(Nicotine)</td><td>Nicoderm</td></tr>
<tr><td>Habitrol</td></tr>
<tr><td rowspan="6">安眠药
(Nighttime Sleep-aids)</td><td rowspan="3">盐酸苯海拉明
(Diphenhydramine)</td><td>Unisom</td></tr>
<tr><td>Sominex</td></tr>
<tr><td>Compoz</td></tr>
<tr><td>阿司匹林、盐酸苯海拉明
(Aspirin/Diphenhydramine)</td><td>Bayer Aspirin PM</td></tr>
<tr><td>琥珀酸多西拉敏，又名抗敏安
(Doxylamine)</td><td>Unisom</td></tr>
<tr><td>布洛芬、盐酸苯海拉敏
(Ibuprofen/Diphenhydramine)</td><td>Advil PM</td></tr>
</table>

（续表）

药物类别		活性成分	美国市场上的商业品牌名（部分）
其他	清创剂-伤口清洁剂 (Debriding Agents/Oral Wound Cleansers)	过氧化氢 (Hydrogen Peroxide)	Colgate Peroxyl
			Orajel
	灭虱药	除虫菊萃、胡椒基丁氧化物 (Pyrethram Extract/Piperonyl Butoxide)	PID
			PRON To
		氯菊酯 (Permethrin)	Permethrin
			Nix

从上表中不难看出，在OTC药物的重要活性成分中，大部分属于人工合成的生物药物、有机化合物和无机化合物。但其中也有一些成分属于草药、植物提取物或加工产物以及天然存在的无机物，如樟脑、薄荷醇、桉树油或桉树精、车前草、纤维素、活性碳、甘油、石腊油（矿物油）、番泻叶甙、冬青油、辣椒素、白凡士林、煤焦油、硫磺、除虫菊、北美金缕梅、鲨鱼鱼肝油及果胶。

其实，除了上述的植物性成分之外，在美国市场上，下面几十种天然的植物性活性成分也以单独或与其他活性成分组合形式，广泛应用于OTC药物或其他保健药物之中。

轻泻类：麦芽及麦牙糖浸膏，刺梧桐树胶，琼脂，麸皮，角叉菜，苦西瓜，干果阿胶，薯蓣，球根牵牛，牛胆汁，车前草的籽及壳，洋李脯，洋车前子的籽及壳。

止泻类：罂粟及制品。

助消化及减肥类：茴香籽及油，颠茄及其提取物，黑萝卜粉，鼠李及其提取物，洋甘菊花，肉桂油，匍匐冰草，马尾黄连，北美黄连提取物，贯叶连翘，荨麻，越橘，牛胆汁提取物，木瓜，大黄流浸膏。

控制体重类：番泻叶提取物，麸糠，亚麻籽，玫瑰花瓣输液，鼠尾草油，海洋矿物质，芝麻籽。

利尿和调理月经等：芦荟及其制剂，熊果及其提取物，紫苜蓿，佛指甲提取物，玉米油及玉米穗丝，茅草，甘草，水手杉油，肉豆蔻油，帕马溴，欧芹，梅笠草，锯棕榈。

皮肤保护及外用止痛等类：木榴油，蜂蜜，丁香油，秘鲁香脂及油，凡士林，可可脂，松节油。

治咳等类：杉木叶油，山毛榉木榴油，榆树皮，苦薄荷，吐根及其提取物，芥木油，薄荷及薄荷油。

防治口腔病类：血根草提取物，安息香及其酊。

肛门直肠保健及杀菌类：北美黄连，羊毛脂，毛蕊花，鳕鱼肝鱼。

去头皮屑类：松焦油。

催吐解毒类：吐根糖浆。

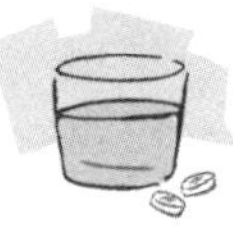

如何在国际市场上选购非处方药物

国际市场上的 OTC 药物数以万计，如何在这么多的药物中选购所需要的，这事非常重要，但又不易。消费者希望买到“对症”药，以便尽快消除病患，恢复健康。然而，根据使用者的建议和朋友的介绍等似乎行之有效的手段决定选购哪些 OTC 药物都有些不切实际，尤其是面对同一类的不同品种时。尽管每年在互联网中都可以看到一些私人调研公司发布的某些类别的 OTC 药物排名情况，但这种排名缺少依据、缺乏权威，可信度不高。一般情况下，政府主管部门，如各国的食品和药物管理部门，面对这么多的 OTC 药物，既没有精力又没有必要去评估各种药物好坏。除非某种 OTC 药物涉及面广，或出现争论不休的局面，政府有关部门才会出面组织相关单位进行大规模临床试验，以评估其有效性和安全性，如氨基葡萄糖治疗关节炎、维生素 D 抗癌和欧米伽-3 脂肪酸防治心血管病等（这些将在下面篇章中介绍）。

下面推荐两种方法帮助消费选购 OTC 药物。这是两种适于美国的方法，或基于专业人士评估打分，或基于市场的销售情况。

2015 年 6 月，《美国新闻和世界报道》(*US News & World Report*)和《药物时代》(*Pharmacy Times*) 公布了一份有关 OTC 药物的调查报告。他们邀请美国数千个药物学家或药剂师，对美国市场上的 168 类超过 1 100 种 OTC 药物产品品牌进行信任投票，按得票率，得出同类产品中不同品牌的口碑。这从侧面——药物学家或药剂师——反映了各类 OTC 药物中不同品牌的评估状况，对消费者选购 OTC 药物有一定的参考意义。这份报告内容摘要如下。

表 1-3　OTC 药物产品品牌信任投票

类别		品牌名	得票率(名)
咳嗽、感冒及过敏药物	口腹抗组胺过敏药(Antihistamine, Oral for Allergy)	Claritin	39
		Zyrtec	38
		Atlegra Allergy	11
		Benadryl	7
	治咳嗽糖浆(Cough Lozenges)	Halls	32
		Cepacol	31
		Ricola	15
		Fisherman's Friend	6
		Luden's	4
		Sucrets	4
		Zarbee's Honey Cough Soothers	1
		Chloraseptic	1
		Other	4

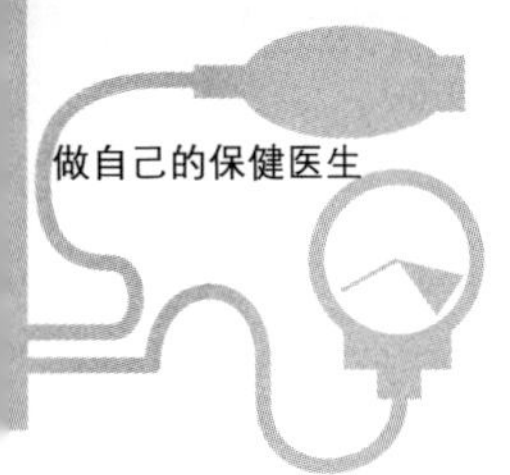

（续表）

类　别		品　牌　名	得票率（名）
咳嗽、感冒及过敏药物	镇咳药 (Cough Suppressants)	Delsym Mucinex DM Robitussin Tylenol Cola & Cough Ny Ruil	48 26 23 1 1
	白天用复方治咳嗽、感冒和流感药物 (Cough, Cold & Flu Combination for Daytime)	Day Quil Advil Cold & Sinus Mucinex Tylenol Cold Claritin Coricidin HBP Alka Seltzer Plus Robitussin Sudafed PE (Phenylephrine)	24 22 19 9 8 6 5 4 1
	晚上用复方治咳嗽、感冒和流感药 (Cough, Cold & Flu Combination for Nighttime)	Ny Quil Tylenol Cold Multisymptom Nighttime Delsym Cought+Cold Nighttime Alka-Seltzer Plus Robitussin Nighttime Coricidin HBP Nighttime Contact Cold+Flu Night Other	35 22 16 9 9 7 2 1
	复方治疗咳嗽、感冒和流感液态药物 (Cough, Cola & Flu Combinations (liquids))	Mucinex Robitussin NyQuil Thera Flu Tylenol Cold DayQuil Coricidin HBP Nighttime Multisymptom Cold	26 24 12 11 10 10 6

（续表）

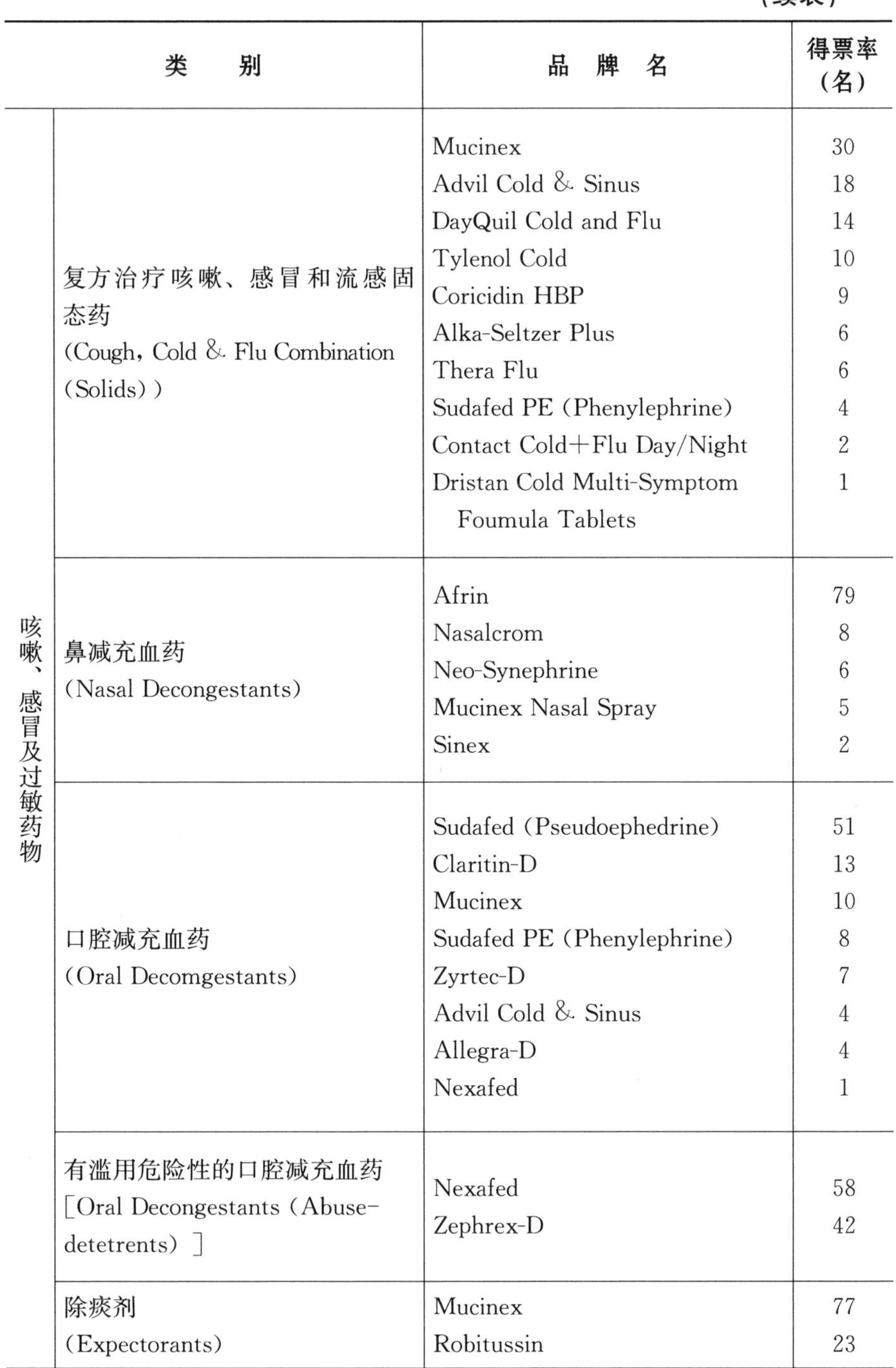

类　　别		品　牌　名	得票率（名）
咳嗽、感冒及过敏药物	复方治疗咳嗽、感冒和流感固态药（Cough, Cold & Flu Combination (Solids)）	Mucinex	30
		Advil Cold & Sinus	18
		DayQuil Cold and Flu	14
		Tylenol Cold	10
		Coricidin HBP	9
		Alka-Seltzer Plus	6
		Thera Flu	6
		Sudafed PE (Phenylephrine)	4
		Contact Cold+Flu Day/Night	2
		Dristan Cold Multi-Symptom Foumula Tablets	1
	鼻减充血药（Nasal Decongestants）	Afrin	79
		Nasalcrom	8
		Neo-Synephrine	6
		Mucinex Nasal Spray	5
		Sinex	2
	口腔减充血药（Oral Decomgestants）	Sudafed (Pseudoephedrine)	51
		Claritin-D	13
		Mucinex	10
		Sudafed PE (Phenylephrine)	8
		Zyrtec-D	7
		Advil Cold & Sinus	4
		Allegra-D	4
		Nexafed	1
	有滥用危险性的口腔减充血药[Oral Decongestants (Abuse-detetrents)]	Nexafed	58
		Zephrex-D	42
	除痰剂（Expectorants）	Mucinex	77
		Robitussin	23

(续表)

类　别		品 牌 名	得票率(名)
咳嗽、感冒及过敏药物	治流感药(Flu Treatment)	Tylenol Cold & Flu Severe	22
		Thera Flu	21
		Coricidin HBP Cold & Flu	15
		DayQuil Cold & Flu	14
		NyQuil Cold & Flu	12
		Alka-Seltzer Plus Cold+Flu	9
		Oscillococcinum	4
		Other	3
	抗鼻过敏皮质类固醇类药物(Intranasal Corticosteroids)	Flonase Allergy Relief	80
		Nasacort Allergy 24 HR	17
		Rhinocort Allergy	2
	治鼻窦炎药(Sinus Products)	Sudafed (Pseudoephedrine)	35
		Claritin-D	16
		Advil Cold & Sinus	13
		Zyrtec-D	11
		Sudafed PE (Phenylephrine)	9
		Allergra-D	8
		Tylenol Sinus	3
		Aleve-D Sinus & Cold	2
		Other	3
	补充锌治感冒(Zinc Cold Remedies)	Zicam	49
		Cold-EEZE	47
		Hyland's Cold Tablets With Zinc	3
	补充锌治感冒糖锭剂(Zinc Lozenges)	Cold-EEZE	52
		Zicam	33
		Nature Made Vits Melts Zinc	3
		Sunkist Zinc Throat Lozenges	3
		Nature's Way Sambucus Organic Zinc Lozenges	2

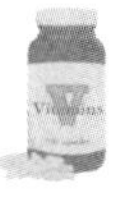

（续表）

类 别		品 牌 名	得票率（名）
糖尿病人保健药物	糖尿病患者咳嗽药 (Diabetes Cough Medicine)	Diabetic Tussin	69
		Robitussin	26
		Scot-Tussin	5
	糖尿病患者用脚霜 (Diabetic Foot Cream)	Eucerin	42
		Gold Bond Ultimate	14
		Diabetiderm	10
		Zostrix Diabetic Foot Pain (Relieving Cream)	10
		O'keeffe's Healthy Foot	7
		Kerasal	4
		Zim's Crack Creme	4
		Flexitol Diabetic Foot Balm	3
		Tri Derma	3
		Other	2
	糖尿病患者用多种维生素 (Diabetic Multivitamins)	Nature Made	45
		Nature's Bounty	27
		Multi-betic	12
		Alpha betic	10
		Nature's Way	5
诊断产品	血糖检测仪 (Blood Glucose Monitors)	One Touch	32
		Accu-Chek	20
		Freestyle	17
		True Metrix	15
		Contour Next	7
		True Track	6
		GE 100	3
	血压检测仪 (Blood Pressure Monitors)	Omron	82
		Life Source	11
		Homedics	6

(续表)

类　别		品　牌　名	得票率(名)
诊断产品	取血样仪(Blood Sampling Device)	One Touch	37
		True Track	22
		Freestyle	15
		Accu-Chek	14
		Bayer Microlet	4
		True Metrix	4
		Life Scan	3
	胆固醇测试仪(Cholesterol Testing)	Choles Track	44
		First Check	32
		Cardio Check	14
		Accutrend	9
		Q. Steps	2
	数字显示温度计(Digital Thermometers)	Braun Thermoscan	27
		Omron	26
		Vicks	20
		Nex Care	12
		Exergen Temporal Artery Thermometer	8
		3M Nex Care	7
	呼吸气流测速仪(Peak Flow Meters)	Omron	60
		Respironics	29
		Microlife	6
		Quest Asthma MD	5
耳、眼、鼻、喉器官的产品	人造眼泪(Artificial Tears)	Refresh	32
		Systane	30
		Tears Naturals	13
		Genteal	10
		Blink Tears	3
		Clear Eyes	3
		Hypo Tears	3
		Visi Tears	3
		Soothe	1

(续表)

	类　别	品　牌　名	得票率(名)
耳、眼、鼻、喉器官的产品	隐形眼镜 (Contact lens Solutions)	Opti-Free Renu Multi-Purpose Solution Bio True Clear Care Clearning & Disinfecting Solution Boston Advance Complete Multi-Purpose Solution Easy Rub Formula Complete Blink-N-Clean lens Drops	43 28 12 8 5 3 1
	隐形眼镜用盐水溶液 (Contact lens Saline Solutions)	Sensitive Eyes Plus Saline Solution Simply Saline Sterile Saline Solution for Contacts Bio True Pure Moist Solution	38 32 21 10
	基于过氧化氢的隐形眼镜 (Contact lens Solutions, Hydrogen Peroxide-Based)	Clear Care Peroxide Clear Oxy Sept	76 16 8
	耳止痛药 (Ear Pain Relief)	SimiLasan Ear Relief Auro Ear Relief Drops Hyland's Earache Tablets/Drops Ring Relief	46 43 9 2
	除耳垢 (Ear Wax Removal)	Debrox Auro Ear Wax Removal Aid Murine	91 4 4
	抗眼过敏滴液 (Eye Drops for Allergy Relief)	Zaditor Naphcon-A Visine Alaway Refresh Eye Itch Relief	42 21 12 8 7

(续表)

类　别		品　牌　名	得票率(名)
耳、眼、鼻、喉器官的产品	鼻用盐水增湿剂 (Saline Nasal Moisturizers)	Ocean Ayr Simply Saline Little Noises Neil Med Nasa Mist	56 20 18 3 3
	打鼾急救产品 (Snore Aids)	Breather Right Sleep Right Snore Stop Air Sleep/Snore	91 5 2 1
	喉咙痛糖浆 (Sore Throat Lozenges)	Cepacol Chloraseptic Halls Ricola Cepastat Sucrets Fisherman's Friends	35 25 14 11 7 3 2
	用于治疗喉咙痛的液体及喷雾和条状产品 (Sore Throat Liquid, Spray & Strips)	Chloraseptic Cepacol Cepastat Sucrets	58 29 9 5
急救产品	黏性绷带 (Adhesive Bandages)	Band-Aid Nex Care Curad	73 20 7
	烧伤治疗 (Burn Treatment)	Neosporin Dermoplast Lanacane Spray Curad Silver Solution Bacitraycin Plus Polysporin Auto Ointment Bactine First Degree	36 20 13 8 7 7 5 2 1

(续表)

类　别		品　牌　名	得票率(名)
急救产品	遮盖物和纱布(Covers & Gauzes)	Band-Aid	47
		3M Nexcare	33
		Curad	17
		Ace	3
	液体绷带(Liquid Bandages)	New Skin	90
		Skin Shield	10
疼痛及炎症相关产品	治流感药(Flu Products)	Tylenol Cold & Flu Severe	22
		Thera Flu	21
		Coricidin HBP Cold & Flu	15
		Day Quid Cold & Flu	14
		Ny Quid Cold & Flu	12
		Alka-Seltzer Plus Cold+Flu	9
		Oscillococcinum	4
		Other	3
	止头痛药(Headache Relief)	Advil	30
		Excedrin	24
		Tylenol	21
		Motrin	12
		Aleve	10
		Percogesic	1
	镇月经痛药(Menstrual Pain Relief)	Midol Complete	34
		Advil	27
		Aleve	18
		Motrin	13
		Pamprin	6
		Midol Teen	2
	抗炎症产品(Anti-Inflammation Products)	Advil	44
		Aleve	28
		Motrin	26
		Tylenol	3

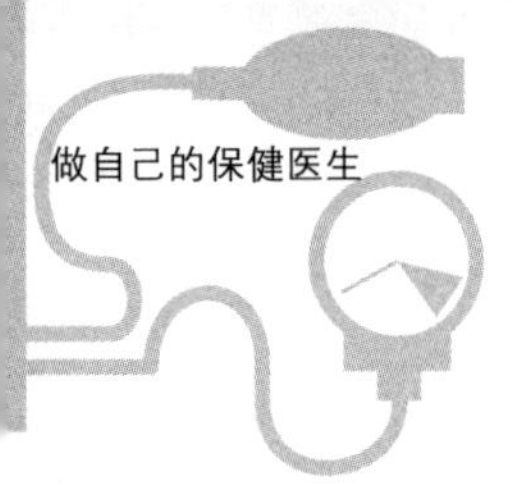

（续表）

类别		品牌名	得票率（名）
疼痛及炎症相关产品	退热产品（Thermal Relief Products）	Thermacare	50
		Salonpas	30
		Icy Hot Patch	16
		Bed Buddy	2
		Hot/Cold Pack	1
	口腔止痛-口腔溃疡治疗（Oral Pain Relievers-Canker Sore Treatment）	Orajel	38
		Anbesol	18
		Gly-Oxide Oral Rinse	13
		Colgate Orabase	13
		Kank-A	9
		Zilactin-B	7
		Canker Cover	2
		Gum Canker-X	1
	感冒疮治疗（Cold Sore Treatments）	Abreva	80
		Carmax	5
		Herpecin L	3
		Anbesol Cold Sore Therapy	2
		Blistex	2
		Campho-Phenique	2
		Zilactin	2
		Lip Clear Lysine+	1
		Orajel	1
		Other	2
	牙痛用产品（Toothache Products）	Orajel	68
		Anbesol	23
		DenTek Toothache Kit	4
		Kank-A	4
肠胃系统用药	降酸药（Acid Reducers）	Prilosec OTC	31
		Nexium 24 HR	22
		Pepcid	21
		Zantac	20
		Prevacid 24 HR	5

（续表）

类别		品牌名	得票率（名）
肠胃系统用药	抗酸药 （Antacids）	Tums Mylanta Gaviscon Alka-Seltzer Rolaids	54 27 13 3 3
	抗泻药 （Antidiarrheals）	Imodium Pepto-Bismol Kaopectate	91 8 1
	防胀气药 （Antiflatulence Procuots）	Gas-X Phazyme Beano Charco Caps Mylanta Dulco Gas	77 11 6 2 2 1
	帮助减少胃酸分泌的 H_2 受体对抗酸 （H_2 Receptor Antagonists）	Zantac Pepcid	55 45
	乳糖不耐产品 （Lactose Intolerance Products）	Lactacyd Beano+Daily Defence Digestive Advantage Lactose（Defense Formula）	90 7 4
	纤维润肠通便 （Fiber Laxative）	Metamucil Benefiber Citrucel Fibercon Konsyl Fiber Choice	46 29 13 8 3 1

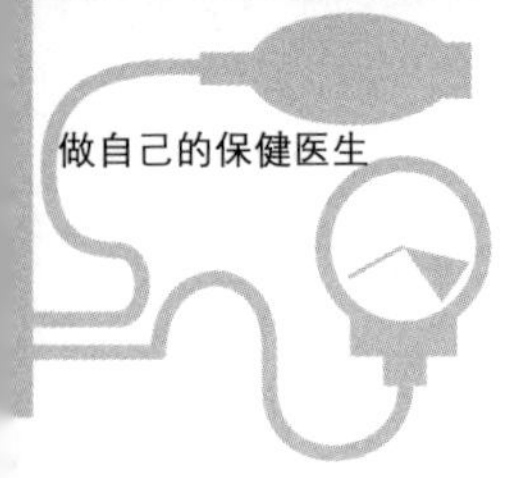

（续表）

类别		品牌名	得票率（名）
肠胃系统用药	非纤维润肠通便（Nonfiber Laxative）	Miralax Dulcolax Phillip's Fleet	57 34 6 3
	刺激性泻剂（Stimulant Laxactive）	Dulcolax Senokot Peri-Colace Ex-Lax Fleet	46 36 16 1 1
	恶心治疗（Nausea Remedies）	Emetrol Alka-Seltzer Nau Zene	80 13 7
	质子泵浦抑制剂（Proton Pump Inhibitors）	Prilosec OTC Nexium 24 HR Prevacid 24 HR Zegerid OTC	65 24 10 1
	粪便软化剂（Stool Softeners）	Colace/Pre-Colace Dulcolax Phillip's Stool Softeners	78 19 2
口腔保健产品	治疗干燥口腔的人工唾液（Artificial Saliva for Dry Mouth Therapy）	Biotene Xyli Melts Act Dry Mouth Dosis OroMoist Med Active Oral Relief	84 4 4 3 3 1

（续表）

类别		品牌名	得票率（名）
口腔保健产品	治疗性口腔清洁液 (Therapeutic Mouth Washes)	Listerine	35
		Biotene	28
		Crest Pro-Health	12
		Act	10
		Colgate Peroxyl	7
		Cepacol Antibacterial	4
		Colgate Phos-flur	2
		Orajel Antiseptic Rinse	1
	治疗过敏牙龈和牙齿的牙膏 (Tooth Paste for Sensitive Gums & Teeth)	Sensodyne	77
		Colgate Sensitive	8
		Crest Sensi-relief	5
		Aquafresh Sensitive	4
		Arm & Hammer Sensitive	3
		Tom's of Maine	3
儿科用药	儿童用抗过敏药 (Children's Allergy Medicine)	Children's Zyrtec Allergy Syrup	34
		Children's Claritin	33
		Children's Benadryl	15
		Children's Dimetapp Cold & Allergy	8
		Children's Allegra Allergy	5
		Childrens Flonase	3
		Pediacare Children's Allergy	2
	儿童咳嗽药 (Children's Cough Medicine)	Children's Delsym	33
		Children's Robitussin	19
		Children's Dimetapp	14
		Children's Mucinex	11
		Pedia Care	8
		Triaminic	7
		Zarbee's Naturals	4
		Hyland's Cough Syrup 4 Kids	2

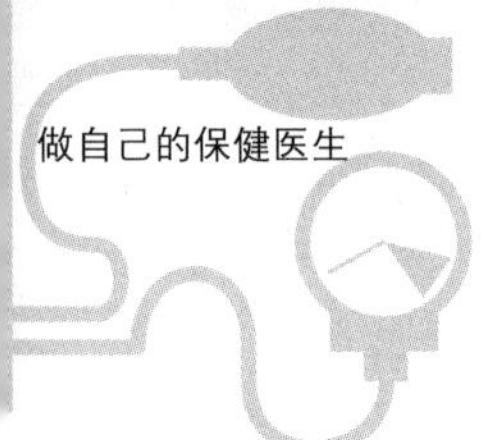

（续表）

类　别		品　牌　名	得票率（名）
儿科用药	复方儿童用咳嗽和感冒药 (Children's Cough & Cold Combination)	Children's Dimetapp	26
		Chilaren's Delsym	21
		Pedia Care	16
		Children's Mucinex	11
		Triaminic	11
		Children's Robitussin	10
		Little Remedies	4
	儿童用晕动药 (Children's Motion Sickness Products)	Dramamine for Kids	80
		Hyland's Motion Sickness	10
		Bonine	1
		Other	9
	儿童用多种维生素 (Children's Multivitamins)	Flintstones,	50
		Gummies/multivitamins	18
		Centrum Kids	
		Poly Vi Sol	13
		L'il Critters Gummy Vites	12
		Other	7
	儿童用止痛药 (Children's Pain Relief)	Children's Tylenol	52
		Children's Motrin	31
		Children's Advil	14
		Little Remedies Children's Fever/Pain Reliever	2
		Pedia Care (Acetaminophen)	1
	儿童止咳膏 (Cough Suppressing Ointments)	Vicks VapoRub	84
		Mentholatum for Kids	13
		Maty's All-Natural Baby Rub	3

（续表）

类　　别		品 牌 名	得票率（名）
儿科用药	治尿布红斑产品（Diaper Rash Products）	Desitin Diaper Rash	27
		A+D Diaper Rash Ointment	22
		Boudreaux's Bult Paste	17
		Calmo Septine	8
		Triple Paste	7
		Balmex	5
		Dr Smith's	3
		Pinxav	1
		Other	8
	治婴儿气胀产品（Infant Gas Products）	Mylicon Infant Gas Drops	88
		Little Remedies Little Tummies Gas Relief Drops	7
		Pedia Care Infants Gas Relief Drops	3
		Hyland's Baby Gas Drops	2
	助儿童出牙产品	Anbesol Baby	59
		Humphreys Teething Relief Pellets	15
		Camilia Teething Drops	5
		Orajel Instant	2
		Hyland's Baby Teething Tablets/Gel	1
		Other	17
外用药	治粉刺药（Acne Products）	Neutrogena	26
		Clearasil	21
		Pan Oxyl	17
		Oxy	10
		Differin Gel	10
		Glean & Clear Persa-Gel 10	7
		Clean & Clear Advantage	3
		Acne Free	2
		Stridex	2

（续表）

类别		品牌名	得票率（名）
外用药	抗菌肥皂 (Antibacterial Soaps)	Hibiclens Cetaphil Dial Dove Soft Soap Phisoderm Lever 2000 Safeguard	40 21 21 6 6 3 2 1
	关节炎和关节痛治疗药 (Arthritis & Joint Pain Treatment)	Biofreeze Capzasin Salonpas Aspercreme Bengay Icy Hot Tiger Balm Myoflex Thera-Gesic Zostrix Australian Dream	22 14 13 13 11 10 4 4 3 3 2
	"运动员"脚治疗* (Athlete's Foot Treatment)	Lotrimin Lamisil Tinactin Zeasorb Micatin Other	45 40 5 4 1 5
	治头皮屑洗发液（膏） (Dandruff Shampoo)	Selsun Blue Head & Shoulder Nizoral T/Gel Denorex	32 26 23 18 2

* "运动员"脚，即脚癣或足癣，因在运动员中发病率高，故称"运动员"脚。

（续表）

类 别		品 牌 名	得票率（名）
外用药	湿疹治疗药 （Eczema Treatment）	Eucerin	20
		Aquaphor	18
		Cortizone-10	17
		Aveeno Eczema Therapy	16
		Cerave	16
		Gold Bond Ultimate	3
		Neosporin Eczema Essentials	3
		Cetaphil	1
		Other	5
	手消毒杀菌产品 （Hand Sanitizers）	Purell	87
		Germ-X	13
	痔疮治疗药 （Hemorrhoid Treatment）	Preparation H	75
		Tucks	20
		Recti Care	4
	治疗尿失禁外用药 （Skin Products for Urinary Incontinence）	Calmo Septine	26
		Desitin	21
		A+D Ointment	20
		Aquaphor	13
		Boudreaux's Buff Paste	8
		Balmex	4
		Eucerin	4
		Vaseline Petrolaturn Jelly	4
	股癣治疗 （Jock Itch Treatment）	Lotrimin	52
		Lamisil	32
		Tinactin	8
		Micatino	4
		Zeasorb	4
	杀虱用药 （Lice Treatment）	Nix	80
		Rid	16
		Lice Guard	2
		Licemo	2

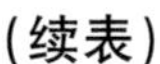
(续表)

类　别		品　牌　名	得票率（名）
外用药	止痛唇膏 (Lip Balm)	Carmex	25
		Chapstick	19
		Blistex	18
		Burtis Bees	13
		Aquaphor Lip Relief	11
		Nivea Lip Care	5
		Neutrogena	4
		eos	3
		Neosporin Lip Treatment	2
	止鼾贴片 (Nasal Strips)	Breathe Right	96
		Sleep Right	3
	皮肤增湿剂 (Moisturizers)	Eucerin	17
		Cerave	16
		Aquaphor	15
		Cetaphil	11
		Lubriderm	11
		Aveeno	8
		Amlactin	6
		Neutrogena	4
		Other	12
	表皮止痛剂 (Topical Analgesics)	Biofreeze	23
		Capzasin	14
		Icy Hot	14
		Bengay	12
		Aspercreme	11
		Salonpas	10
		Tiger Balm	5
		Myoflex	4
		Thera-Gesic	3
		Zostrix	2
		Sports Creme	1
	治疗长春藤中毒和橡树中毒药 (Topical Poison Ivy & Poison Oak Remedies)	Cortizone-10	21
		Caladryl	16
		Tecnu	13
		Ivy-dry	12
		Zanfel Poison Ivy Wash	12
		Aveeno	9
		Benadryl (Topical)	7
		Ivarest	6
		Other	3

（续表）

类　别		品　牌　名	得票率（名）
外用药	伤疤治疗药 (Scar Treatment)	Mederma Palmer's CoCoa Butter Formula Skin Therapy Oil Bio-oil Scar Away Scar Zone	75 9 8 5 3
	皱纹治疗药 (Stretch Mark Treatment)	Mederma Stretch Marks Bio-oil Palmer's for Stretch Marks Cerave Intensive Stretch Marks Cream Mustela Stretch Marks	49 24 14 6 2
	防晒剂 (Sunscreen)	Neutrogena Coppertone Banana Boat Cerave Bullfrog Blue Lizard Hawaiian Tropic Other	41 20 10 7 6 6 4 3
	除疣剂 (Wart Removers)	Compound W Duo Film Dr. Scholl's Clear Away Curad Mediplast Wart-off Other	57 16 10 9 5 3
维生素和营养补充产品	骨骼和关节增强剂 (Bone & Joint Streng-theners)	Osteo Bi-Flex Cosamin DS Schiff Move Free Arthro－7	75 17 6 1

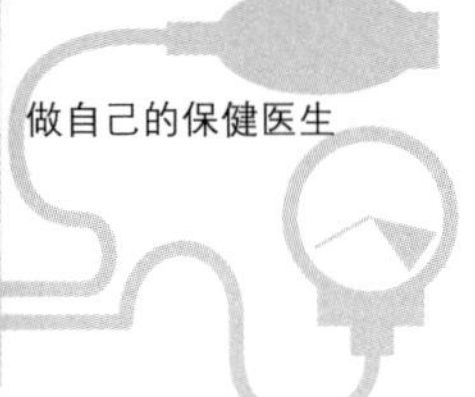

（续表）

类别		品牌名	得票率（名）
维生素和营养补充产品	补钙产品 (Calcium Supplements)	Citracal Caltrate Os-cal Tums Nature Made Nature's Bounty Sundown Naturals Viactiv	37 24 18 7 6 3 3 2
	胆固醇调节产品 (Chlosterol Management)	Nature Made Fish Oil Metamucil Nature's Bounty Fish Oil Slo-Niacin Nature Made Cholestoff Schiff Mega Red Sundown Naturals Konsyl	32 19 17 14 6 6 4 3
	草药补充产品 (Herbal Supplement)	Nature Made Nature's Bounty Nature's Way Sundown Naturals Natrol	56 26 9 7 2
	高强维生素 C 补充产品 (High-Potency Vitamin C Supplement)	Emergen-C Ester-C Vitafusion Power-C	76 20 5
	脱水治疗产品 (Hydration Support)	Pedialyte Gatorade Pouserade Other	59 32 4 4
	增强免疫系统补充剂 (Immune System Support)	Airborne Emergen-C Culturelle Health & Wellness Daily Immune Support Formula Halls Defense Sambucol	42 38 11 4 4

（续表）

类　别		品　牌　名	得票率（名）
维生素和营养补充产品	维生素产品 (Letter Vitamin Brand)	Nature Made Nature's Bounty Sundown Naturals Nature's Way Mason 21st Century	57 24 7 6 3 3
	镁补充产品 (Magnesium Supplement)	MagOx 400 Slow Mag Nature Made Nature's Bounty Sundown Naturals	60 22 10 6 3
	多种维生素 (Multivitamins)	Centrum One Day Nature Made Nature's Bounty 21st Centrury Vitafusion Multivites Nature's Way	50 22 13 9 3 2 1
	产前用维生素 (Prenatal Vitamins)	One a Day Prenatal Nature Made Multi Prenatal Centrum Specialist Prenatal Vitafusion Prenatal Similac Prenatal 21st Centrury Nature's Way Complete Prenatal Multivitamins	40 22 9 6 5 3 2
女性健康产品	更年期妇女药物 (Menopause & Women's Health Supplement)	Estroven One a Day Women's Menopause Formula Remifemin i-cool	67 20 8 4
	预测排卵产品 (Ovulation Prediction)	First Response Clearblue	74 26

（续表）

类　别		品　牌　名	得票率（名）
女性健康产品	妊娠试验产品 (Pregnancy testing)	First Response e. p. t Clearblue Fact plus	51 30 18 1
	尿路疼痛缓解产品 (Urinary Pain Relief)	Azo Standard Uristat Cystex Uricalm	85 8 6 1
	真菌感染预防和缓解产品 (Yeast Infection Prevention & Relief)	Monistat Azo Yeast Florajen Yeast Gard	69 15 13 3
更多有益于健康的产品	有益于心脏健康的阿司匹林 (Aspirin for Heart Health)	Bayer Ecotrin St. Joseph	59 31 10
	支持关节健康产品 (Joint Support and Braces)	Are Futuro Mueller FLA Orthopedics Other	50 34 6 5 3
	缓解腿抽筋产品 (Leg Cramp Relief)	Hyland's Leg Cramps Legatrin PM Hyland's Restful Legs Magnilife Leg Cramps Relief Cramp 911 Magnilife Restless Legs	48 26 15 6 2 2
	晕动治疗产品 (Motion Sickness Remedies)	Dramamine Bonine Dramamine Non-Drowsy Naturals Sea-Band Emetrol	53 37 5 2 1

（续表）

类　别		品 牌 名	得票率（名）
更多有益于健康的产品	帮助睡眠产品（Sleep Aids）	Unisom	38
		Tylenol PM	23
		Advil PM	9
		Vicks Zzzquil	8
		Simply Sleep	7
		Sominex	5
		Nature Made Sleep	3
		Alterit	2
		Other	3
	支持戒烟产品（Smoking Cessation Aids）	NicoDerm CQ Patch	68
		NicoreHe	29
		Habitrol	3
	治疗用袜*（Support Hosiery）	Futuro	34
		T. E. D	23
		Jobst	19
		Dr. Scholl's	10
		Ace	7
		Kendall	3
		Sigvaris	3
		Truform	2

衡量同一类别中不同品牌好坏，主要观察其产品的有效性和安全性，除了参考上述专家的评估打分外，市场上的销售情况能更直接反映这一点。某品牌的产品在市场上畅销，说明它获得了消费者的认可和肯定。当消费者选购时，良好的销售额无疑起到积极作用。在某种意义上说，这比通过专家评估打分更可靠一些。

下面列出了某些 OTC 药物（产品）类别中不同品牌在美国市场上的销售情况。除另作说明外，数据均取自美国市场分析公司 Statista 最近几年公开发表的报告，表中英文品牌后括号内的是指生产厂家。

---

* 如治疗静脉曲张用袜

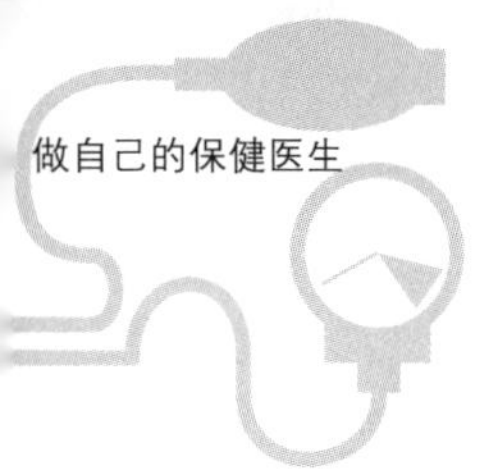

表 1-4　2017 年美国市场销售额前 10 名的口服止痛剂品牌（Internal Analgesic）

品　　牌	销售额（单位：百万美元）
Private Label（自有品牌）	1 205. 8
Advil	484. 0
Aleve	338. 9
Tylenol	299. 2
Bayer	216. 0
Excedrin Migraine	88. 5
Advil PM	87. 1
Excedrin	74. 3
Motrin IB	70. 4
BC	50. 5

表 1-5　2016 年美国市场销售额前 20 名的呼吸道（Respiratory）OTC 药物品牌（包括咳嗽、感冒及喉咙痛药物）

品牌（生产厂家）	销售额（单位：百万美元）
Advair (GSK)	2 480
Spiriva (Boehringer Ingelheim)	1 865
XOLAIR (Roche)	1 521
Epipen (Mylan)	1 286
Symbicort Turbuhaler (Astra Zeneca)	1 242

（续表）

品牌（生产厂家）	销售额（单位：百万美元）
Orkambi (Vertek)	899
Ofev (Boehringer Ingelheim)	588
Esbriet (Roche)	578
Pro Air HFA (Teva)	566
Claritin OTC	513
Flovent (GSK)	496
Ventolin HFA (GSK)	488
Pulmo Zeme (Roche)	481
Breo Ellipta (GSK)	434
Dulera (Merck)	412
Kalydeco (Vertex)	402
Combivent (Boehringer Ingelheim)	399
Qvar (Teva)	386
Prolastin-C (Grifols)	335
Brovana (Sumitomo Dainippon)	271

表 1-6　2016 年美国销售额前 10 名 OTC 安眠药（Sleep Remedies）品牌

品　　牌	销售额（单位：百万美元）
222 Quit Liquids	85.7
Natrol Tablets	48.7
Nature's Bounty Tablets	44.7

（续表）

品　　牌	销售额（单位：百万美元）
222 Quail Tablets	37.5
Nature Made Tablets	35.6
Unisom Sleep gel Tablets	31.9
Sundown Natural Tablets	21.1
Unisom Sleeptabs Tablets	15.2
Alteri Tablets	12.4
Neuro Sleep liquid	12.2

表 1-7　2017 年美国防晒剂或防晒油销售额前 10 名的品牌

品　　牌	销售额（单位：百万美元）
Private Label（自有品牌）	182
Coppertone Sport	118.2
Neustrogena Ultra Sheet	105
Banana Boat Ultramist Sport	65.1
Neustrogena Breach Defense	37.3
Coppertone	32.1
Coppertone Kids	22.1
Astralian Cold Exotric Blend	21.2
Banana Boat	21

表 1-8 2014 年美国市场销售额前 5 名的 OTC 耳滴（Ear Drop）药物*品牌

品　牌	销售额（单位：百万美元）
Debrox	21.3
Private Label（自有品牌）	19
Hyland's	9.1
Similasan	4.2
Musine	3.9

表 1-9 2014 年美国市场销售额前 6 名的 OTC 感冒疮（Cold Sore）药物品牌**

品　牌	销售额（单位：百万美元）
Abreva	132
Private Label（自有品牌）	14.6
Campho Phenique	9.8
Orajel Healing Begins	8.1
Blistex	7.8
Carmax	6.5

* OTC 耳滴药物是指用于治疗或预防耳感染，特别是外耳和耳道感染的一类药物，但也包括其他药物，如自理去耳垢药物。

** 感冒疮，是感冒时并发出来的一种疮。它由 HSV-I 型病毒引起。感冒疮的症状可能持续数天，在 2～6 个星期内可完全消失，通常愈后不会留下斑痕。除非感冒疮症状严重，一般无须去看医生，服用相关 OTC 药物对缩短恢复时间有效。

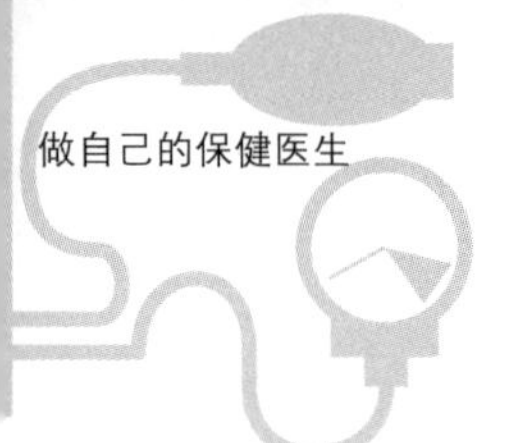

表 1-10　2016 年美国市场销售额前 9 名 OTC 成人失禁*

(Adult Incontinence) 药物品牌

品　　牌	销售额（单位：百万美元）
Poise	450.9
Depend	374.5
Always Discreet	171.9
Serenity Tena	88.3
Depend Silhouette	48.2
Depend Real Fit	27
Depend Night Defense	13.3
Depend Silhouette Active fit	11.1
Serenity Tena Activity	9

表 1-11　2013 年美国市场销售额前 10 名的隐形眼镜片

护理液（Eye/lens Care Solutions）品牌

品　　牌	销售额（单位：百万美元）
Alcon Opti-Free Replenish	145.3
Ciba Vision Clear Care	107.3
Alcon Opti-Free Pure-Moist	82.2
Alcon Systane Ultra	66.1
Alcon Systane	61.9

* 这里的成人失禁是指成人尿失禁。最普遍的表现形式有尿急、尿频及尿漏。尿失禁在男女中都有出现，但以女性居多。美国一项统计显示，每 100 名 60～64 岁女性中，每天发生尿失禁的有 12 名，80 岁以上时，每天尿失禁的女性增加到 21 名。

（续表）

品　　牌	销售额（单位：百万美元）
Bausch & lomb Biotrue	60.4
Bausch & lomb Rena Fresh	56.2
Clear Eyes	50.7
Alcon Opti-Free Express	46.7
Allergan Refresh Tears	35.8

表 1-12　2014 年美国市场销售额前 10 名的头发保护（Hair Care）产品品牌

品　　牌	销售额（单位：百万美元）
Regular Shampoo	85.79
Hair Accessories	77.6
Hair Conditioner/Cream rinse	77.37
Women's Hair Coloring	65.48
Hair Styling/gel/Mousse	49.67
Hair Spray/Spritz	34.48
Dandruff Shampoo	13.72
Men's Hair Coloring	9.57
Hair Growth Products	1.79
Shampoo/Conditioner Combo Pack	0.38

表 1-13　2017 年美国市场销售额前 10 名的抗酸（Antacid）药物*品牌

品　　牌	销售额（单位：百万美元）
Nexium 24 Hour	300.9
Prilosec OTC	218.9
Zantac 150	124.8
Dulcolax Laxative	88.5
Gax-X	71.8
Tums	70.5
Imodium Diarrhea	65.4
Tums Smoothies	56
Pepcid Complete	50.8
Pepcid Ac	50.2

表 1-14　2015 年美国市场销售额前 10 名的轻泻药（Laxative）品牌

品　　牌	销售额（单位：百万美元）
Private Label（自有品牌）	287.3
Dulcolax	103.2
Metamucil	39.7
Colace	37.9

* 抗酸药物是指治疗胃酸过多（Hyperacidity）的药物。胃酸过多虽然不是严重的疾病，但却给人带来痛苦，而且会导致一些疾病，如心灼烧、胃食管返流、腹部气胀、胃溃疡等。抗酸药物多是些中和胃酸（盐酸）的药物，减少胃酸的另外两个途径是使用 H_2 受体阻断剂（H_2 Receptor Antagonists，有时简称 H_2RA 或 H_2 Blocker）和质子泵浦抑制剂（Proton-Pump Inhibitor）。这两种药物的作用都是减少胃壁分泌胃酸。

（续表）

品　　牌	销售额（单位：百万美元）
Fleet	24.8
Ex-Lax	20.8
Phillips	18
Fiber Choice	17.9
Fiber Advance	17.3
Senokot 5	14.4

表 1-15　2013 年美国市场销售额前 10 名的诊断（Diagnostics）产品品牌

品　　牌	销售额（单位：百万美元）
First Response（怀孕测试盒）	81.5
Omron（血压计）	73.6
Life Scan One Touch Ultra（血糖测试仪）	52.9
Clear Blue（怀孕测试盒）	46.3
e. p. t（怀孕测试盒）	34.9
First Check（在家测试盒*）	32.1
At Home（在家测试盒*）	22.8

* 在家测试盒，测试项目包括怀孕、艾滋病毒、毒品、生殖能力及胎儿性别等。

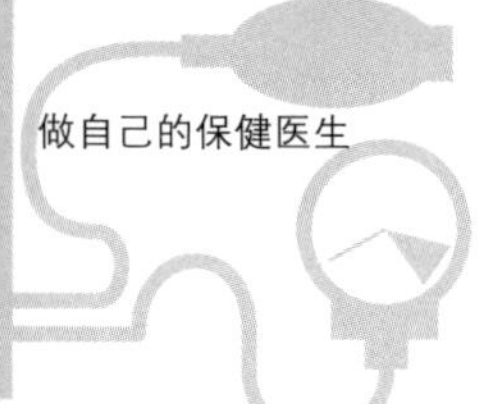

（续表）

品　　牌	销售额（单位：百万美元）
Clear Blue （排卵测试仪）	21.2
BD Ultra Fine （测试仪附件）	20.8
FreeStyle Lite （血糖测试仪）	19.7

表 1-16　2014 年美国市场销售额前 10 名的除臭剂*（Deodorant）品牌

品　　牌	销售额（单位：百万美元）
Degree Men	176.3
Secret Clinical Strength	145.2
Old Spice High Endurance	124.7
Secret Scent Expression	100
Suave	95.6
Axe Dry	90.9
Secret PH Balanced	87
Secret Outlast	85.6
Old Spice Red Zone	80
Dove Men Plus Care	75

* 除臭剂是一种抹在皮肤上防止随身体出汗而发出臭味。身体发出的臭味是由生活在腋窝、脚或其他部位上所出汗中的细菌分解汗中物质产生的，故除臭剂实际上是针对多汗症的一种止汗药。

表 1-17 2017 年美国市场销售额前 10 口腔止痛产品* 品牌

品　　牌	销售额（单位：百万美元）
Orajel	65.5
Private Label（自有品牌）	29.8
Anbesol	21.8
Baby Orajel	14.6
Kank A	7.7
Kank A Softbrush	5.4
Orajel PM	4.1
Dentek	3.8
Glyoxide	3.8
Hyland baby	3.7

表 1-18 2017 年美国市场销售额前 12 名的外用止痛剂（External Analgesic）品牌

品　　牌	销售额（单位：百万美元）
Icy Hot	140.1
Salonpas	88.7
Asper Creme	85.5
Biofreeze	49.1
Private Label（自有品牌）	46.6
Bengay	38.3

* 口腔止痛产品包括牙刷、牙膏、清洗液及牙线或牙签。

（续表）

品　　牌	销售额（单位：百万美元）
Blue Emu	33.8
Tiger Balm	26
Australian Dream	22.9
Boiron Arnicare	20.5
Zim's Max Freeze	12.2
Perform	9.2

表 1-19　2015 年美国市场销售额前 10 名的除粉刺（Acne）药物* 品牌

品　　牌	销售额（单位：百万美元）
Neutrogena	95.6
Private Label（自有品牌）	60.6
Clearasil Utra Rapid Action	40.6
JohnSon's Clean & Clear Advantage	29.5
Aveeno Active Natunals Clear Complexion	27.8
St. Ives	24.2
Neutrogena Rapid Clear	20.8
Neutrogena Acne Stress Control	19.9
Acne Free	17.2
Neutrogena Clear Pore	16.2

* 粉刺，又名青春痘、痤疮或暗疮。粉刺这种慢性皮肤病中，80%的病例起源于基因（主要与内分泌失调有关），是否与饮食有关尚不完全清楚，但与接受阳光多少没有关系。

表 1-20　2013 年美国市场销售额前 9 名的维生素和矿物质补充品牌

品　　牌	销售额（单位：百万美元）
Nature Made （矿物质补充）	303.1
Nature Made （维生素）	293.4
Nature's Bounty （矿物质补充）	280.5
Centrum Silver （多种维生素）	201
Nature's Bounty （维生素）	127.3
Airborne （多种维生素）	110.5
Emergen-C （液态维生素/矿物质）	101.1
Osteo Bi Flex 5 Loxin Advanced （矿物质补充）	101
Schiff Mega Red （矿物质补充）	92.4

表 1-21　2016 年美国市场销售额前 10 名的 OTC 抗过敏药物品牌

品　　牌	销售额（单位：百万美元）
Zyrtec	347.7
Flonase	332

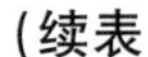

（续表）

品　　牌	销售额（单位：百万美元）
Claritin	238.3
Allegra	221.6
Benadryl	150.7
Claritin D	129.3
Nasacort	122.7
Allegra D	84.8
Claritin Reditabs	68.8
Zyrtec-D	62.7

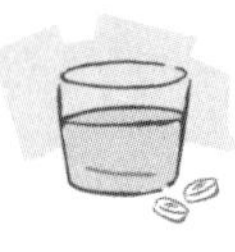

使用非处方药物注意事项

不当使用 OTC 药物，如服用比药物说明上更高剂量，或服用的时间比药物说明上更频繁，或与其他药物合法或非法一起服用，都有可能对人体健康产生一系列危害。在使用 OTC 药物之前，切记以下 10 个注意事项。

1. 首先阅读包装上说明书和警告语，严格遵从医生嘱咐或药物说明书上的服用剂量。也要在购买前注意标签上可能出现的变化。

2. 注意 OTC 药物中的活性成分和非活性成分。非活性成分起黏合、着色或增味的作用。如果使用者有过敏史，应注意 OTC 药物中非活性成分，以确定服用是否安全。

3. 注意同一品牌的不同 OTC 药物。即使两种或两种以上的产品来自同一个品牌，也不意味着它们治疗同一种疾病，或含有同样的活性成分。例如，“Tylenol”（泰诺）可以以“Cola & Flu”或“PM”出现。前者表示用于感冒或流感，后者表示下午用药。显然，产品标签上虽都是“Tylenol”，但活性成分却不同，用药目的也不同。

4. 注意原料药和品牌名。原料药和品牌是两种不同的概念。原料药与品牌有时是一致的，但对于许多OTC药物，原料药名与产品品牌名是不一致的。这在选购和使用时须特别注意。

5. 同时服用两种或两种以上的OTC药物时，只要服用的这些药物中含有同样的活性成分，就必须注意可能引起的药物叠加作用。例如，一个人服用Tylenol（活性成分退热净）的同时，也服用治疗多种症状的含退热净的感冒药，这就等于服用了双倍的活性成分退热净，这是有害的。

6. 注意检查OTC药物的生产日期，不要服用过期药。过期药可能会降解或化学组成上发生变化，带来危害。

7. 注意贮存。OTC药物贮存在阴凉干燥的地方，或按说明书要求贮存。

8. 要检查药物包装是否受到损坏。包装损坏有可能给OTC药物造成影响，如变色或褪色等。

9. 注意服用安全的剂量。服用更多剂量的OTC药物并不一定意味着更有效。高频率服药或服用量超出标签上所推荐的量均存在危险。

10. 注意OTC药物之间的相互作用。除非征得医生同意，否则不要把处方药物和OTC药物放在一起服用。

附 OTC药物滥用

药物滥用是指任何一种与治病这一目的相悖的不当使用，最常见的滥用原因是把治病目的错误地引导到娱乐目的，也就是说服药是为了追求精神上快感。这主要反映在十几岁的青少年身上。相对于处方药物，OTC 药物更容易被滥用，因为 OTC 药物可在药店、大型超市以及各类便利店中合法买到。而处方药物则很难买到足够滥用的药物数量。

在美国，OTC 药物滥用已是严重问题。尽管目前对 OTC 药物滥用的研究还不多，缺少可靠的科学数据。但已有许多临床研究报道，OTC 药物滥用主要集中在以下十大类中。

1. 含美沙芬（Dextromethorphan，DXM）类药物

这是 100 多种 OTC 咳嗽和感冒药中含有的活性成分。据报道，每 10 个美国青少年中就有 1 个，为了得到精神上兴奋滥用咳嗽药物。大剂量的服用该药物可引起精神上快感、神态失常、看颜色失真以及持续 6 小时以上的“失去人体”幻觉。其他的危险性不良反应还包括判断能力缺损、呕吐、失去肌肉活动能力、癫痫式发作、视力模糊、打瞌睡、呼吸减弱及心跳加快。当与酒精或其他药物一起服用时，大剂量的美沙芬可导致死亡。例如，含有美沙芬的治疗咳嗽 OTC 药物——Coricidin HBP 与含有扑尔敏（Chlorpheniramine）的治疗流鼻涕的 OTC 药物一起服用便有可能导致死亡。单独使用扑尔敏到滥用程度也可能需要住院治疗，甚至死亡。当滥用停止后，使用者还可能上瘾，引起包括抑郁、难以思考在内的脱瘾症状。对于长期滥用，目前研究得很少。不过已有报道称出现骨髓和神经细胞损伤、高血压、心脏损伤及永久性脑损伤的病例。

2. 止痛剂（Pain Relievers）

成年人和青少年有时会服用比推荐剂量更高的 OTC 止痛剂，如退热净（Acetaminophen）和布洛芬（Ibuprofen），以达到更快止痛的效果。他们误以为这些止痛剂没有什么不良反应。但大剂量的退热净会引起肝衰竭，服用过量的布洛芬会增加胃出血、肾衰竭及心脏病危险。

3. 含咖啡因的药物和增加体能的饮料

OTC咖啡因片、增强体能饮料以及那些含咖啡因的止痛剂都有可能被滥用，让服用者产生耳鸣或“体能颠簸”。服用大剂量咖啡因能引起严重脱水、胃酸反流、精神紊乱和心律不齐。亦可能导致突发性死亡，尤其是心脏病患者。

4. 节食药丸（Diet Pills）

使用节食药丸常与减肥有关。服用者往往为减肥尝试少量后开始滥用节食药丸，服用大剂量的节食药丸会导致耳鸣。若滥用，则会产生严重的贪服症。另外，节食药丸很容易上瘾。尽管FDA明令禁止在节食药丸中添加刺激剂，如苯丙醇胺（Phenylpropanolamine）、麻黄素（Ephedrine）、含麻黄素植物（Ephedra），但节食药丸中其他成分还是存在危险性。例如，苦味桔（Bitter Orange）是节食药丸中一种常见的成分。它在人体中所起的作用类同麻黄素（麻黄素能引起神经紧张、发抖、不规则心跳加速、高血压，甚至导致中风、心力衰竭和死亡）。节食药丸中许多其他成分还会引起消化系统问题、掉发、失眠、焦虑、烦躁、严重偏执、视力模糊、肾脏问题和脱水。而且，即使是“天然”的节食药丸，当滥用时，都有严重的不良反应，尤其是含有麻黄属植物的节食药丸。FDA较早的一项有关麻黄属植物的禁令仅针对节食药丸，而不针对治疗流泪的草药和中药制剂。

5. 轻泻药和草药利尿剂

一些人为了减肥，同样会滥用OTC轻泻药和草药利尿剂，如熊果、金印草、蒲公英根及玫瑰果等。轻泻药和草药利尿剂滥用会引起严重脱水，甚至会因失去重要的矿物质而威胁生命。

6. 晕动药丸（Motion Sickness Pills）

含有晕海宁（又名茶苯海明，Dramamine）或盐酸苯海拉明（Diphehydramine）的晕动药丸，在大剂量服用情况下，能引起类似于吸食毒品的精神上的亢奋和幻觉。引起这些症状所需要的剂量随人的体

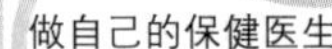

重和耐药性而定，变化很大。例如，为了达到这些精神状态，有些人可能需要多达40个晕海宁药丸。过多的晕海宁剂量可引起不规则的心跳、昏迷、突发性心脏病甚至死亡。长期滥用则会引起忧郁、肝和肾脏损害、记忆丧失、皮肤发痒、尿滞及腹痛。

7. 性行为药

OTC性行为药有时会被人滥用。这些OTC药物会引起心脏问题，特别是和酒精一起服用或大剂量服用时。

8. 假麻黄素（Pseadoephedrine）

假麻黄素属兴奋剂一类。它广泛应用于感冒药中，性能上类似于安菲他明（又名苯丙胺，Amphetamines）的假麻黄素容易被制成非法毒品脱氧麻黄碱（一种中枢神经兴奋剂，又称冰毒）。

这种假麻黄素会被作为一种兴奋剂服用以产生激奋和高亢的精神状态。但由于法律限制，所以假麻黄素直接滥用的可能性不如含假麻黄素的OTC药物。

滥用假麻黄素的不良反应包括心悸、不规则心跳、突发性心脏病。当与其他药物，如麻醉剂一起服用时，假麻黄素可能触发类偏执狂精神病。

9. 入迷草药（Herbal Ecstasy）

这是一类便宜的复方草药。在美国市场上它们常以药丸形式合法销售，容易得到。通过吞咽、鼻吸或嘴吮产生精神亢奋、提升性冲动，服用后引起这些变化的主要原因是这些草药中含有麻黄素类药物。

10. 其他药物

那些具有刺激神经出现幻觉和让人产生快感的草药越来越被滥用。容易滥用的另一个原因是在尿常规检查中，这些草药中的大部分是不被列入检查项的。如鼠尾草，这种草药被入药或被吸入可出现短时失真的幻觉。使用者会出现严重的焦虑、失去身体控制、精神状态恶化及产生暴力行为。鼠尾草的使用也会增加出交通事故的概率。美国有些州已对鼠尾草销售实行管控。又如肉豆蔻，服用肉豆蔻后会出现眼花、精神上的快感和幻觉。服用后 1 小时之内出现恶心和呕吐，3 小时之内出现幻觉，且可持续 24 小时或更长时间。也可能出现视力模糊、头昏、麻木、心悸、低血压或心跳加快。

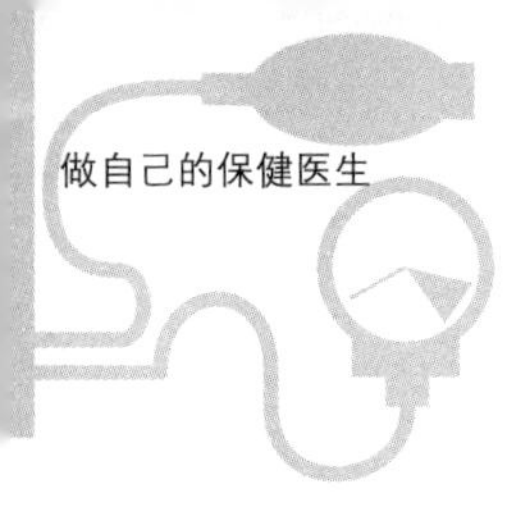

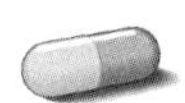

第二篇　抗氧化剂产品

抗氧化剂产品，是指近二十年来发展起来的对抗体内自由基的保健品。自20世纪八九十年代以来，关于自由基和抗氧化剂的争论一直没有停止。近年来，基于医学研究的发展和新的发现，这一争论似乎减少了，但并不等于没有反对的声音。越来越多的证据把自由基与许多疾病联系起来，使得我们对自由基这个“恶棍”越来越注意和认真对待。不管学术理论上争议如何，在过去几年中抗氧化剂产品市场应运而生，得到了蓬勃发展。目前市场上的抗氧化剂产品涉及食品、饮料、营养品、化妆品及个人保健品等多个领域。美国的一份市场调查报告指出，2011年，美国市场上抗氧化剂产品销售额达到650亿美元。其中抗氧化剂化妆品和个人保健品（针对预防某种或几种疾病的个人用抗氧化剂产品）所占的份额最大，发展得最快。2011年，在产品广告上打上“抗氧化剂”的这类产品，销售额达390亿美元。其中皮肤保健品（化妆品）一项就占了220亿美元。由于北美地区（美国和加拿大为代表）的FDA对保健品上市采取的政策相当宽松，导致形形色色的植物性保健品纷纷上市。规模大一点的保健品生产公司，投放到市场上的产品多达几百种。这些产品中很多既无科学依据又无临床应用数据。面对这种鱼龙混杂的市场，广大消费者不免困惑，无所适从。因此，对抗氧化剂产品的科学介绍，有助于消费者从市场上选择自己所需要的抗氧化剂产品。

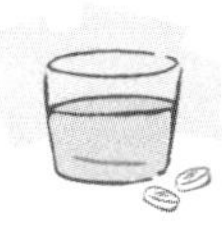

什么是自由基

自由基这个名词最早出现在化学领域中。从化学上来说，自由基是指外层电子层中有1个或几个不成对的电子且能独立存在的原子、分子或离子。自由基有不成对的电子，具有不稳定性，故总是倾向于从别的分子或原子夺取电子使其本身成对，变得稳定。由此看出，自由基属于一种氧化剂，它容易使其他物质的分子或原子氧化，或者说它起到氧化作用。这决定了自由基有很强的化学活性，有时甚至能形成连锁反应。尽管早在50多年前就有自由基一说，但近二十年才突破性地发现了人体中的自由基及它与疾病之间的联系。

在活着的人体中进行的生物化学过程绝大部分离不开氧的参与，但与此同时也产生了名声不好的氧自由基。人体细胞在任何时候做任何事情都要消耗能量，而能量是由细胞核中的线粒体生产的。生产能量的原料是通过进食转化得到的葡萄糖和通过呼吸得到的氧。线粒体在代谢产生能量的同时，也产出了有毒的副产品——自由基。正如燃料（木材、煤和石油等）在炉子和气缸中燃烧，释放出热能的同时，也生成了二氧化碳和水。人体中的自由基大部分源自细胞中的线粒体。除此之外，在人体免疫系统与入侵人体的病原作斗争时，也会释放出自由基，例如吞噬细胞吞噬细菌或病毒。

尽管现在对人体产生自由基的机理还不十分了解，其过程也十分复杂，但研究人员还是发现了许多人体中的自由基。它们基本上属于活性氧系物（ROS）或活性氮系物（RNS），如超氧阴离子（O_2^-）、过氧化氢（H_2O_2）、单线态氧、氢氧基、次氯酸盐、氮氧化合物及过氧亚硝酸等。由人体正常产生的自由基称内源性自由基。这些自由基都与氧有关。氧是一把双刃剑。一方面氧是人生存不可缺少的元素。某些重要的细胞，如脑和心脏细胞，仅缺氧几分钟或十几分钟，就会引起细胞死亡，导致生命垂危。另一方面，富氧并不一定是福音，容易产生活性氧系自由基。医学界有一种观点，即世界上长寿地区多数在高山地带，如高加索山区、南美安第斯山区及中国广西巴马地区。其原因之一是生活在高海拔缺氧山区的人，体内生成氧自由基的概率减少。

人体内的自由基并不都是内源性自由基，有些自由基是由外部原因引起的。引起自由基的外部原因如下。

1. 环境因素。如来自太阳光及其他的辐射（包括检查或治疗用的X射线、核反应堆泄漏或核弹爆炸产生的辐射）、日常生活接触的烟草烟雾、空气或水中的污染物、食物中含有某些人工合成的添加剂（如防腐剂）。

2. 过度锻炼。锻炼也是一把双刃剑。适当（温和的、有规律的）锻炼会带来许多好处。但过度的没有规律的高强度锻炼，为了满足增加体能的要求，需要消耗体内更多的氧，加速葡萄糖在细胞中代谢，结果就是产生过量的自由基。

3. 精神紧张。精神紧张时，为了加速葡萄糖代谢增加体能，人体分泌出过多的紧张激素，如可的松和儿茶酚胺，其结果也产生了更多的自由基。

4. 饮酒。不管饮多少酒或饮哪种酒，都会使身体产生自由基。

5. 脂肪。烹饪用的植物油中含丰富的多不饱和脂肪酸。食用过多油会造成体内脂肪容易被氧化成脂肪自由基。

以上外部原因产生自由基的机理虽然仍不是很清楚，但目前研究人员还是相信，其结论是可信的。

带电的高化学活性的自由基，在人体组织中“横冲直撞”，总是企图从别的分子或原子那儿夺取电子，以满足它本身具有的不成对电子的配对需要。这犹如一只饿极了的恶狼进入羊群，势必损伤自由基周围的细胞或分子。据有关研究人员估计，人体细胞中的DNA，每天受到约

1 万个自由基的“打击”。具体来说，自由基引起的损伤主要反映在以下几个方面。

1. 对细胞膜的损伤，主要是指对细胞膜上的脂肪的损伤，尤其是多不饱和脂肪酸。

2. 攻击细胞中的蛋白质分子，即攻击组成蛋白质分子的基本成分——氨基酸，引起蛋白质分子的异构、重排或交联，从而也可能影响到酶、受体在细胞膜上的转移活性。白内障和关节炎是两个典型的蛋白质损伤的例子。

3. 细胞核中 DNA（脱氧核糖核酸）和 RNA（核糖核酸）对自由基非常敏感。自由基攻击 DNA 和 RNA 的基本成分核苷酸，从而影响细胞的功能、生长和修复，也影响了蛋白质的功能，成为发展成癌的第一步。其中，辐射（如 X 射线、γ 射线）造成的自由基诱导基因突变引起癌的工作机理已被研究清楚。据科学家估计，一只老鼠正常细胞中的 DNA 平均每天因自由基引起的氧化损伤大约有 10 万次。一只年老的老鼠，则增加到 200 万次。而人细胞中自由基引起的 DNA 损伤只有老鼠的 1/10。所以，人的寿命比老鼠长得多。

4. 自由基会对血管造成损伤，特别是动脉血管。组成血管的内皮细胞、平滑肌细胞和巨噬细胞都能释放出自由基，而这些自由基又能使细胞膜上的脂肪过氧化，尤其是细胞膜上的多不饱和脂肪酸，结果引起过氧化脂肪自由基——一种次级自由基的链式反应。随着被氧化的脂肪越来越多，血管损伤过程连续进行，可能产生具有动脉粥样硬化症状的泡沫状细胞和血凝块。这是血管炎症的开始。在这期间，血液中 LPL（低密度脂蛋白，或俗称坏的胆固醇）在形成动脉粥样硬化和血凝块过程中起到关键性作用。故自由基要对包括脑梗死和心脏病在内的许多心血管疾病负责。在超过 55 岁的人群中，脂肪摄入量与白血病、乳腺癌、卵巢癌和肠癌的死亡率紧密相关。这也反映了脂肪被氧化在其中起了比较大的作用。

5. 自由基还会损伤人体其他的组织和器官，其中包括神经系统。自由基因人体内部的原因和外部的环境不断产生，但由于自由基的不稳定性（有时甚至会自动猝灭），也由于人体内部连续地产生对抗自由基的物质和通过饮食摄入对抗自由基的物质，故在通常情况下，体内在自由基损伤和对抗自由基物质——抗氧化剂的保护下存在着一个微妙但又关键的平衡。也就是说，自由基对人体的损伤可能是可逆的。因抗氧化剂的原因，细胞损伤可及时修补。然而，随着年龄的增加或外部生活环境的变坏，这种微妙的平衡被破坏，自由基损伤成了平衡的主要倾向。若体内自由基水平超过了对抗自由基的抗氧化剂，人体便进入氧化紧张。氧化紧张是指人体的一种状态，在这种状态下，人体处在因自由基引起的氧化损伤主导这一面，或者说自由基水平超出了人体控制它的能力。目前的医学水平已能通过测定血液，定量地测出身体的氧化紧张程度。这与精神紧张不一样，精神紧张是指精神层面的一种状态。

人体处在氧化紧张状态，意味着相对于对抗自由基的物质——抗氧化剂，人体中自由基处在高水平中，这是一种能损害所有细胞结构的有害状态。在慢性或退化性疾病，如癌症、关节炎、老化、自身免疫性疾病、心血管疾病及神经退化性疾病中，氧化紧张起到了主要作用。氧化紧张在人体各器官和组织中引起的主要疾病见图 2-1。

虽然过多的自由基引起人体氧化紧张，成为导致发生许多疾病的原因，但自由基并不是一无是处。研究表明，在低浓度或中等浓度自由基情况下，对细胞结构转型过程来说，活性氧系物（ROS）和活性氮系物（RNS）自由基是必要的。高能量的带电自由基是杀死细菌或病毒的有力武器，是人体本身防卫体系的一个组成部分，如吞噬细胞释放出的自由基能破坏入侵人体的病原体微生物。有学者据此认为，预防疾病时为了减少体内自由基，要多补充一些抗氧化剂，治病时就不需要补充那么多的抗氧化剂。

虽然人体内自由基的产生和自由基对健康的影响研究还只是最近二

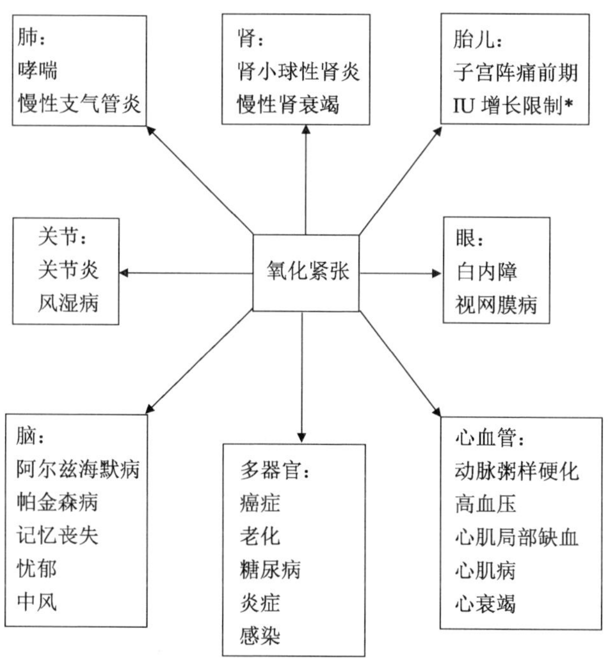

图 2-1　氧化紧张引起的主要疾病

*涉及在母亲怀孕时子宫中胎儿发育差的病况

三十年的事，但是迄今为止在这方面取得的成就，已足有可能成为医学上的一次革命，并期待它为新一代的保健药物作出巨大贡献。

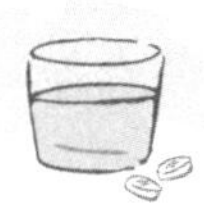

什么是抗氧化剂

抗氧化剂是指能稳定提供电子给“疯狂抢夺”电子的自由基分子的一类物质。从化学角度上来说，抗氧化剂本身是一种还原剂，通过给予电子的方式对抗氧化剂——自由基，使它们被还原而“熄灭”。借助于抗氧化剂这种“熄灭”自由基的性质，生物分子在受到关键性损伤之前可终止自由基的链式反应，从而达到推迟或抑制细胞损伤的目的（见图2-2）。

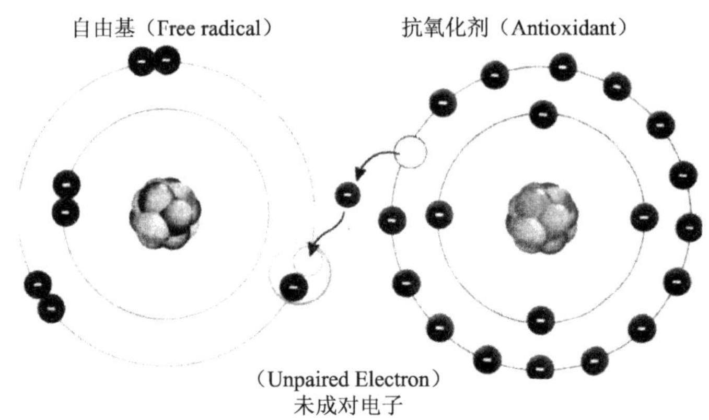

图 2-2　自由基与抗氧化剂示意图

抗氧化剂这个词最初被描述为预防氧消耗的一种化学物质。早在19世纪和20世纪初，抗氧化剂就用于预防金属腐蚀、橡胶硬化、脂肪腐败及气缸内燃料等，其中最为人熟知的抗氧化剂应用是烹饪油保存中添加的抗氧化剂维生素C。

不同于化学中使用的还原剂，用于保健目的的抗氧化剂除了具有抗氧化性之外，还要满足安全、无毒和天然的要求。

抗氧化剂来源有两个：一是人体本身产生的，二是靠体外补充的。人体本身能产生一些抗氧化剂是人在自由基和抗氧化剂之间寻找微妙平衡的表现。人体在代谢过程中正常产生一些抗氧化剂，如谷胱甘肽（Glutathione）、辅酶Q-10的一种形式——辅酶A（Ubiquinol）和尿酸（Uric Acid），也包括存在于细胞核线粒体内的硫辛酸（Lipoic Acid）以及由人脑中松果体分泌出来的褪黑激素（Melatonin）。其中的谷胱甘肽是一种半胱氨酸的多肽。在人体中，细胞不断地从氨基酸开始合成谷胱甘肽。谷肽甘肽分子结构中的硫氢基是还原剂，使它具有抗氧化剂性质，且具有可逆的氧化还原性质。正是由于它的高浓度和维持细胞的氧化还原中所起的中心作用，谷胱甘肽是人体内最重要的抗氧化剂之一。辅酶A是辅酶Q10的一种存在形式。它是一种强抗氧化剂，主要存在于细胞核的线粒体中。硫辛酸也存在于线粒体中。尿酸是人体代谢产物，它大约涉及一半血浆的抗氧化能力。但若血液中积累太多尿酸，则将成为痛风的元凶。（关于谷胱甘肽、辅酶A、硫辛酸及褪黑激素将在本篇“如何选择抗氧化剂”一节和下一篇做进一步介绍。）

人体本身不能合成但已发现有抗氧化剂性质的抗氧化剂可以从体外补充。根据是否是人体必需的营养物质，又可分为营养性抗氧化剂和非营养性抗氧化剂。

营养性抗氧化剂包括多种维生素，如维生素A及其前体β-胡萝卜素、维生素C、维生素E，还包括多种微重元素（矿物质），如硒、锌、锰、铜等。在市场上，这些抗氧化剂以单独形式销售，如β-胡萝卜素、维生素A、维生素C和维生素E，或者以多种维生素和微量元素（矿物质）的复合形式出售。当然，复合形式中也包括了其他非抗氧化剂的微营养成分，如维生素D、B族维生素等。

20世纪下半叶，维生素和微量元素（矿物质）的补充剂曾风靡一时。那时许多美国人，在饭后都会掏出装有维生素和微量元素（矿物质）产品的小瓶或小盒，服上一些药片或胶囊。这几乎成了常态。不仅工薪阶层的白领如此，其他人，如蓝领工人或一部分学生也如此。到了20世纪90年代，这种状况发生了变化，出现了抗氧化剂的负面报道，尤其是维生素A和维生素E。为数不多的研究得出的负面结果主要集中表现在两点。一是服用抗氧化剂维生素不是总是有效的或者说没有益处，在某些情况下甚至是有害的。一个典型的例子是，补充β-胡萝卜素（维生素A前体）实际上增加了吸烟者患肺癌的风险。二是补充维生素没有益处，若服用剂量比公认的推荐剂量高太多，则起着支持氧化剂或损害抗氧化剂的作用，且会增大前列腺癌的风险。美国胸科学会在2008年公开的一份报告中说，通过对17 000个长期服用抗氧化剂的人进行流行病学研究后得出结论，补充抗氧化剂可能会增大患肺癌的风险，特别是吸烟者。同时，该报告也指出，补充维生素 E 只是略微增大患肺癌的风险。

上述关于抗氧化剂的负面研究报告不算多，是否正确尚有争议，报告内容更不尽人意，甚至让人不可思议。在英国进行过的一项有趣研究可能可以解释服用过量抗氧化剂维生素的负面结果。研究通过让实验对象在吃富含抗氧化剂（维生素）的果汁之前 48 小时之内吃含抗氧化剂的食物和饮料，定期测试血液抗氧化水平。1 小时之后，测试表明血液中抗氧化水平增加。之后水平又很快下降到低于正常本底值。但 1 天以后，又恢复到正常本底值。这说明即使抗氧化剂“中和”了自由基，但服用更多剂量的抗氧化剂并没有更有效。因为 1 小时以后，实际上血液本身并没有减少抗氧化剂的能力。这可能是由于人体通过自身的平衡机制处理了血液中突然升高的抗氧化剂浓度。也就是说，由于人体的自我调节机制，生物倾向于维持稳定的抗氧化水平。即使吃多了抗氧化剂，也不会提升人体抗氧化能力。至于说摄入过多抗氧化剂会增加患癌风险，迄今为止仍没有见到任何令人信服的科学解释。

不管这些负面研究的真相如何，市场上负面效果已真实地反映出来。在过去的一二十年中，单一维生素或复合的多种维生素在北美市场上销售并不如意，甚至有些萎缩。表 2-1 列出了 2018 年美国销售额排名前 10 的维生素品牌，可供读者采购时参考。

表 2-1　2018 年美国销售额排名前 10 品牌

名次	品牌名	销售额（单位：亿美元）
1	Private label（自有品牌）	1.76
2	Centrum Silver	1.70
3	Airborne	1.59

（续表）

名次	品牌名	销售额（单位：亿美元）
4	Vitafusion	0.98
5	One a day Vitacraves	0.834
6	Nature Made	0.77
7	Nature way Alive	0.688
8	One a day	0.657
9	Centrum	0.556
10	Bausch & Lomb Ocuvite	0.478

（数据取自市场调研公司统计入门“The Stalista Portal”）

并不是所有的维生素都遭到非议。B族维生素和维生素C没有受到影响，维生素D和维生素K市场销售一直强劲。这两种维生素都不是抗氧化剂，但近十几年来，研究发现它们对人体健康有新的好处。维生素D除了具有强骨作用外，还可以防癌（这一点在学术界还有争论）。而维生素K是一个新生维生素，现在已成为一种抗癌药物，对心血管病也有好处（关于维生素D和维生素K，在之后篇章中还将详细介绍）。

服用从植物中提取出来的抗氧化剂药片或胶囊，补充营养性抗氧化剂，简单方便。但越来越多的科学证据显示，通过饮食获取抗氧化剂比抗氧化剂保健药物更有效。蔬菜、水果、谷物及坚果常常富含人体需要的各种维生素和微量矿物质。摄入这些未加工食物，除得到营养性抗氧化剂外，还会获得更大的健康好处，因为蔬菜和水果中还含有其他大量非营养性抗氧化剂或植物素。虽然这些物质对人体健康带来的好处，目前已知的很少。已经查明并被提取出来的非营养性抗氧化剂只是其中一小部分。例如，从番茄中提取出来的番茄红素对保护男性前列腺有好处。但是，利用液质谱仪发现番茄中至少另有四五十种以上的化合物，有的甚至还没有命名。这些化合物对健康的影响的认知几乎是空白。另外，吃蔬菜水果不存在摄取氧化剂过量的问题。因此，从一个良好的饮食平衡考虑，进食未加工的蔬菜、水果、谷物及坚果是获得抗氧化剂的最好途径。为了解决吃大量蔬菜和水果带来的不便，近年来在北美市场上出现了的经过冷冻干燥密封的抗氧化剂蔬菜和水果产品，既压缩了体积方便食用，又保持了营养，受到消费者青睐。

另一类抗氧化剂是非营养性抗氧化剂。这类抗氧化剂本身不是营养成分，且主要取自植物，故亦称植物营养素，简称植物素。迄今，有过动物或人的临床试验，或有一定科学依据支撑的市场上植物营养素已有不少，粗略估计有几十种之多。而那些还没有鉴定却已出现在市场上的产品更多。植物营养素产品上市时间虽不长，但市场销售方兴未艾，异常迅速，已成为利用抗氧化剂防病的一种趋势。关于植物中的非营养性氧化剂，将在本篇“如何选择抗氧化剂”一节中详细介绍。

还有一类人工合成的抗氧化剂，BHT 和 BHA 是这类小分子抗氧化剂的典型代表。BHA 和 BHT 在工业上，特别在食品工业上被广泛应用已有半个世纪以上。由于它们安全性上仍存在争议，本书不作介绍。

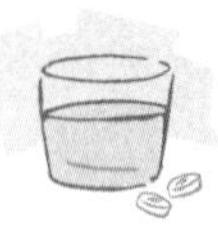

抗氧化剂的抗氧化能力

抗氧化剂，包括营养性抗氧化剂、非营养性抗氧化剂（植物营养素）以及各种各样具有抗氧化能力的食物（包括补充食物）。目前还不能测定它们在人体中抗氧化能力，但可以通过非活体方法在实验室中测定它们的抗氧化能力。自由基（氧自由基是最常见的自由基）是一种强氧化剂，而抗氧化剂是一种还原剂，利用氧化还原反应原理测出参与该反应的反应物或生成物变化就可以度量抗氧化剂的抗氧化能力大小。现在，抗氧化能力测定方法主要有两种，即 ORAC 方法和 Fe^{2+}/Fe^{3+} 方法。在非活体条件下测得的抗氧化能力，虽不能代表人体活体中真实的抗氧化能力，但可以对各种抗氧化剂进行定量比较。

ORAC（Oxygen Radical Absorbance Capacity）法测定的是抗氧化剂在反应过程中吸收氧自由基后被消耗的氧量，而 Fe^{2+}/Fe^{3+} 法测定的是在氧自由基氧化作用下二价铁离子（Fe^{2+}）被氧化到三价铁离子（Fe^{3+}）的量。美国国家卫生研究院（NIH）下属的国家老化研究所（NIAC）和美国农业部（DSDA）各自出资请有关大学研究机构利用 ORAC 方法测定了大部分食物的抗氧化能力——ORAC 值，并将这些 ORAC 值输入有关的数据库，供人查阅。所有的 ORAC 值都是提取 100 克食物样品情况下测得的。表 2-2 列出了根据 ORAC 值排名前 100 名的食物。

表 2-2　抗氧化能力排名前 100 名食物

排名	被测定的食物名称	ORAC 值
1	研磨过的丁香	314 446
2*	漆树（Sumac）果实	312 400
3	研磨过的桂皮香料	267 536
4**	未经加工过的类高粱谷粒	240 000
5	干牛至	200 129

* 一种生长在中东的开花植物，能结出深红色的莓。

** 一种开花的草本植物，所结果实类似于高粱穗。

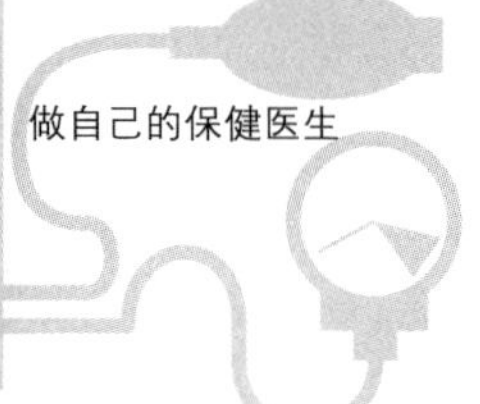

（续表）

排名	被测定的食物名称	ORAC 值
6	研磨过的姜黄	159 277
7	冷冻干燥的巴西莓	102 700
8	黑色类高粱麸皮	100 800
9	加工过的颗粒状漆树（Sumac）	86 800
10	没有加糖的可可粉	80 933
11	孜然	76 800
12	马基（Magui）莓粉（智利的野生浆果）	75 000
13	干欧芹（或香芹）	74 349
14	红色类高粱麸皮	71 000
15	干紫苏（一种罗勒尾属花）	67 553
16	不加糖的发酵可可浆	49 926
17	咖喱粉	48 504
18	含高单宁的类高粱谷粒	45 400
19	碱处理过的可可粉	40 200
20	马基莓汁	40 000
21	鼠尾草	32 004

（续表）

排名	被测定的食物名称	ORAC 值
22	黄色芥末果子	29 257
23	研磨过的姜	28 811
24	黑胡椒	27 618
25	新鲜百里香（草）	27 426
26	新鲜的马郁兰（牛至的一种）	27 297
27	枸杞（莓）	25 300
28	未经加工的米糖	24 287
29	红辣椒粉（中美洲的一种辣椒粉）	23 636
30	黑色的类高粱谷物	21 900
31	黑巧克力	20 823
32	亚麻木酚素	19 600
33	低糖巧克力	18 053
34	美洲山核桃，又名碧根果	17 940
35	红辣椒粉（PaPrika，一种由红椒或甜椒制成的粉）	17 919
36	野樱桃或未经加工的阿龙尼亚苦味果	16 062
37	新鲜龙蒿	15 542
38	未经加工的姜	14 840

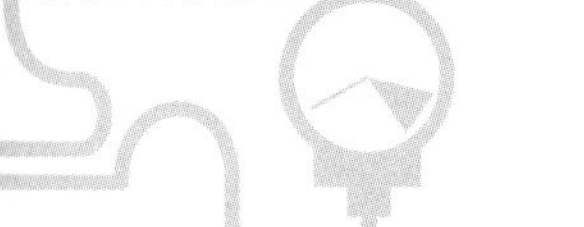

（续表）

排名	被测定的食物名称	ORAC 值
39	新鲜接骨木果	14 697
40	红色类高粱谷物	14 000
41	新鲜薄荷	13 978
42	新鲜牛至	13 978
43	核桃	13 541
44	榛实	9 645
45	未加工的蔓越莓	9 584
46	梨干	9 496
47	烹饪用的新鲜香薄荷	9 465
48	洋蓟	9 414
49	红腰豆	8 459
50	小红豆	8 320
51	黑豆	8 040
52	阿月浑子果	7 893
53	无核小葡萄干	7 860
54	斑豆	7 779
55	李子	7 581

（续表）

排名	被测定的食物名称	ORAC 值
56	牛奶巧克力	7 528
57	小扁豆	7 282
58	干龙舌兰	7 274
59	苹果干	6 681
60	大蒜粉	6 665
61	蓝莓	6 552
62	西莓	6 552
63	白色类高粱肤糠	6 400
64	柠檬香青叶膏	5 997
65	大豆	5 764
66	洋葱粉	5 735
67	黑莓	5 347
68	未加工大蒜	5 346
69	芫荽（香菜）叶	5 141
70	赤霞珠（一种葡萄品种）葡萄酒	5 034
71	悬钩子（木莓）	4 882

（续表）

排名	被测定的食物名称	ORAC 值
72	新鲜罗勒	4 805
73	杏仁	4 454
74	莳萝叶	4 392
75	豇豆	4 343
76	可口红苹果	4 275
77	桃子干	4 222
78	白葡萄干	4 188
79	青苹果	3 898
80	海枣	3 895
81	红葡萄酒	3 873
82	草莓	3 577
83	史密斯（品牌名）花生浆	3 432
84	红色无核葡萄干	3 387
85	无花果	3 383
86	樱桃	3 365
87	鹅莓（又名醋莓或刺莓）	3 277

（续表）

排名	被测定的食物名称	ORAC 值
88	干杏仁	3 234
89	各种花生	3 166
90	红色卷心菜	3 145
91	西蓝花（绿花菜）	3 083
92	苹果	3 082
93	葡萄干	3 037
94	梨	2 941
95	龙舌兰	2 938
96	蓝莓汁	2 905
97	小豆蔻（一种姜科多年生草本植物）	2 764
98	番石榴	2 550
99	莴苣（生菜）红叶	2 380
100	康科特（一种葡萄品种）葡萄汁	2 377

（数据取自美国农业部 2015 年更新的数据库）

表 2-3 和表 2-4 分别列出抗氧化能力排名前 20 名的蔬菜和水果。

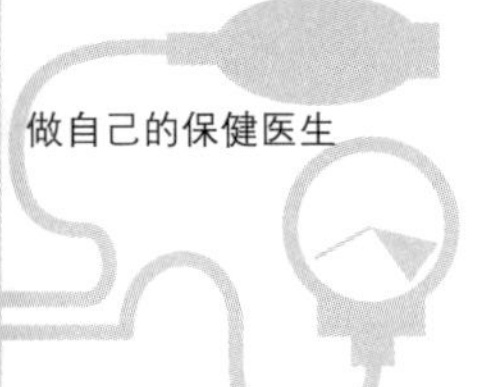

表 2-3　抗氧化能力排名前 20 名蔬菜

排名	蔬　菜　名　称	ORAC 值
1	羽衣甘蓝	1 770
2	菠菜（生的）	1 260
3	孢子甘蓝	980
4	苜蓿芽	930
5	蒸过的菠菜	909
6	西蓝花（绿花菜）	890
7	甜菜	841
8	红椒	713
9	洋葱	450
10	嫩玉米	400
11	茄子	390
12	菜花（白）	377
13	冷冻豌豆	364
14	土豆（白）	313
15	山芋	301
16	卷心菜	207
17	菜豆（如刀豆）	201
18	番茄	189

(续表)

排名	蔬　菜　名　称	ORAC 值
19	绿皮西葫芦	176
20	黄色西葫芦	150

（数据取自美国农业部 2015 年更新的数据库）

表 2-4　抗氧化能力排名前 20 名水果

排名	水　果　名　称	ORAC 值
1	巴西莓	18 500
2	西梅干	5 770
3	葡萄干	2 830
4	蓝莓	2 400
5	黑莓	2 036
6	蔓越莓	1 750
7	草莓	1 540
8	石榴	1 245
9	悬钩子（木莓）	1 220
10	李子	949
11	橘	750
12	红葡萄	739
13	樱桃	670
14	猕猴桃	602
15	白葡萄	442

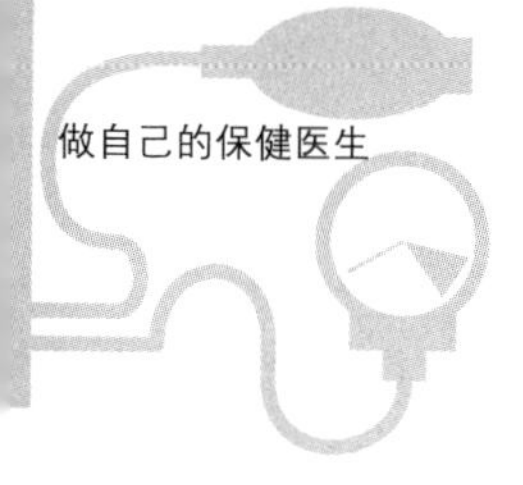

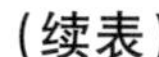

（续表）

排名	水 果 名 称	ORAC 值
16	甜瓜	252
17	香蕉	221
18	苹果	218
19	杏	164
20	桃	158

（数据取自美国农业部 2015 年更新的数据库）

上述三个表中，表 2-2 是在取样 100 克情况下测得的数据，而表 2-3和表 2-4 是在取样 28 克（1 盎司）的情况下测得的，故表 2-2 与表 2-3、表 2-4 之间在 ORAC 值上没有可比性。从三个表列出的结果不难看出，从抗氧化能力而言，我们日常吃的主食如米和面根本排不上名，排上名的更多是调味品、蔬菜、水果、坚果和豆类的 ORAC 值较高。其中出乎意料的是，很多烹饪用的调味品是强抗氧化剂。其次，蔬菜中的羽衣甘蓝和菠菜、水果中的莓类及坚果中的核桃等的抗氧化能力都令人满意。另有一些草药或植物性药材，如鼠尾草和枸杞，也有不差的抗氧化能力。

2018 年 11 月，美国国家卫生研究院（NIH）下属的老化研究所公布了一份有关测定 500 种食物抗氧化性能结果文件。该文件显示，产自南美的秘鲁巴豆——龙血巴豆的血色汁，是迄今为止发现的最强抗氧化剂，排在了 500 种食物的首位，与排在第二位的曾号称世上最强抗氧化剂的虾青素在抗氧化能力上相差无几。龙血巴豆汁和虾青素两者的抗氧化能力远远超过了其他食物的抗氧化能力，比表 2-2 中排在前面的丁香、漆树果实、桂皮、姜黄等强了十余倍。龙血巴豆汁成了美国 FDA 批准的第二个植物性处方药。

由挪威、美国及日本等国家的科研人员组成的国际研究团队，利用氧化还原反应 Fe^{2+}/Fe^{3+}，非活体方法测定了取自世界各地的 3 100 种食物的抗氧化能力，其中包括主食（谷物等）、副食（饮料、蔬菜及水果等）、草药等。他们的测定结果摘要发表在2010年的营养杂志（*Nutrition Journal*，2010，9：3）上。之后，他们又以附件的形式全文报告了3 100种食物的抗氧化能力。需要特别指出的是，文章花了不少篇幅介绍了数百种草药和各国传统的植物性药物的抗氧化能力。表2-5摘要列出了近300种（约总数的1/10）被测样品的测定结果。

表2-5　食物抗氧化能力

种类	被测食物	产地或取样地	抗氧化能力（取样100克）
水果：莓类及莓产品	印度鹅莓干	印度	261.65
	野生欧洲蔓越莓	挪威	8.55
	野生欧洲蔓越莓干	挪威	48.32
	种植黑莓	美国	4.02
	种植黑莓干	挪威	37.8
	蓝莓	波兰	9.24
	蓝莓	挪威	3.79
	山楸梅（黑色野生）	挪威	13.48
	蔓越莓	美国	3.29
	犬玫瑰果干，未经加工	挪威	78.09
	犬玫瑰粉	智利	54.30
	犬玫瑰壳粉	芬兰	75.84
	野生接骨木果	挪威	5.24
	种植接骨木果	挪威	3.37
	有机枸杞浆果干	美国	4.31
	种植鹅莓	挪威	1.45
	种植山莓	美国	2.33
	野生山莓	马拉维	1.73

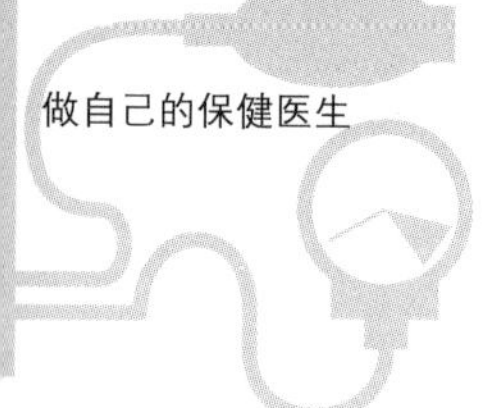

（续表）

种类	被测食物	产地或取样地	抗氧化能力（取样100克）
水果：莓类及莓产品	种植红蔓越莓	挪威	32.8
	野生岩莓（冰冻）	挪威	8.51
	沙棘莓	丹麦	2.21
	种植酸樱桃	挪威	7.14
	种植草莓	挪威	2.05
	种植草莓	美国	2.16
	野生莓	挪威	5.44
	小檗浆果	伊朗	27.30
水果和水果汁	多种苹果混合汁	美国	0.31
	苹果干	挪威	1.84
	苹果干	英国	3.49
	苹果干	澳大利亚（塔斯马尼亚）	6.07
	富士苹果	美国	0.22
	加拉（Gala）苹果	美国	0.25
	甜黄苹果	新西兰	0.15
	绿苹果	荷兰	1.22
	红富士苹果	中国	0.40
	杏	挪威	0.52
	杏干	印度	1.32
	杏干	土耳其	3.23
	香蕉	马里	0.08
	香蕉	美国	0.34
	樱桃	美国	0.35
	无核小葡萄干	挪威	0.67

(续表)

种类	被测食物	产地或取样地	抗氧化能力（取样100克）
水果和水果汁	海枣	美国	0.72
	无花果	土耳其	0.73
	海枣干	马里	1.53
	非洲麺面树果	马拉维	10.84
	红葡萄	美国	0.59
	黄葡萄	挪威	0.82
	蓝葡萄	以色列	2.42
	绿葡萄	意大利	0.41
	苹果浆	挪威	0.77
	苹果汁	挪威	0.12
	苹果汁	美国	0.36
	苹果汁（Dole+Vc）	美国	0.59
	葡萄汁	挪威	1.50
	葡萄柚汁	美国	1.06
	柠檬汁	马里	0.33
	芒果和凤梨混合汁	瑞典	0.34
	橘子汁	挪威	0.84
	橘子和草莓混合汁	瑞典	0.74
	凤梨（菠萝）汁	美国	0.42
	凤梨（菠萝）汁	挪威	0.19
	含石榴的新榨出的菠萝汁	西班牙	2.57
	洋李脯汁	挪威	1.14
	白葡萄汁	美国	1.14
	猕猴桃	美国	1.02
	猕猴桃（金色）	美国	1.63

（续表）

种类	被测食物	产地或取样地	抗氧化能力（取样100克）
水果和水果汁	猕猴桃（绿色）	新西兰	1.02
	猕猴桃（黄色）	新西兰	1.29
	巴西酸橙	巴西	0.58
	巴西酸橙皮	巴西	3.05
	芒果	马里	0.23
	芒果干	美国	0.58
	芒果干	印度	2.82
	红芒果	墨西哥	0.37
	黄芒果	巴基斯坦	0.36
	甜瓜	西班牙	0.19
	小甜瓜	巴西	0.12
	柠檬	阿根廷	0.56
	柠檬	西班牙	1.02
	自然生长的柠檬皮	南非	4.00
	橄榄（带籽）	挪威	3.25
	柠檬皮	阿根廷	2.74
	无籽绿橄榄	土耳其	2.26
	无籽橄榄	希腊	3.13
	黑橄榄	西班牙	0.89
	橘子（Zenta）	美国	1.08
	橘子（Navel）	美国	0.89
	木瓜	美国	0.76
	木瓜干	美国	0.14
	桃子	美国	0.15
	梨	美国	0.23

（续表）

种类	被测食物	产地或取样地	抗氧化能力（取样 100 克）
水果和水果汁	凤梨（菠萝）	马里	0.29
	凤梨（菠萝）	美国	0.60
	菠萝干	美国	0.18
	金色凤梨	挪威	1.34
	大焦	马里	0.17
	李子	挪威	0.83
	黑李子	美国	1.83
	红李子	意大利	0.73
	杏子干	美国	3.24
	石榴（整只）	土耳其	2.78
	石榴（整只）	西班牙	6.54
	石榴干	印度	7.28
	石榴干	挪威	5.51
	新榨石榴汁	挪威	1.59
	西梅脯	美国	2.31
	西梅脯	新西兰	2.19
	葡萄干	美国	1.14
	葡萄干	澳大利亚	0.79
	大个葡萄干	西班牙	0.92
	绿葡萄干	印度	0.65
	甜樱桃	美国	0.92
	樱桃干	美国	4.05
	红橘	美国	0.62
	西瓜	马里	0.02
	无籽红西瓜	西班牙	0.02

（续表）

种类	被测食物	产地或取样地	抗氧化能力（取样 100 克）
饮料	啤酒（Bayer）	挪威	0.25
	啤酒（Bud Light）	美国	0.08
	啤酒（Miller light）	美国	0.09
	啤酒（Thisted Bryghus）	丹麦	0.43
	啤酒（Layer beer）	奥地利	0.46
	白兰地酒	法国	0.22
	咖啡（绿色）	挪威	20.18
	咖啡（绿色）	土耳其	12.30
	煮过的黑色咖啡	土耳其	22.29
	咖啡（Alabia）	法国	2.69
	咖啡，煮过（Barger king）	美国	1.26
	咖啡，煮过（Wondy）	美国	1.24
	非碳酸化瓶装饮用水	美国	0.00
	非碳酸化瓶装饮用水，微量元素强化＋柠檬味	美国	0.07
	含菊苣即食雀巢咖啡粉	南非	51.84
	可口可乐	美国	0.05
	百事可乐	美国	0.04
	红茶（罐装）	新西兰	1.21
	康贝茶，干燥	马拉雅	57.57
	绿茶（NPS）（红粉末）	日本	1 347.83
	绿茶（成品）	中国	1.31
	猴魁	中国	0.57
	即食茶干粉（Nestea）	美国	165.86
	新鲜茶叶，干燥	马拉维	26.55

（续表）

种类	被测食物	产地或取样地	抗氧化能力（取样 100 克）
饮料	干茶粉（Sermoni）	挪威	155.42
	樱桃酒	丹麦	0.23
	红酒（Arrow Zooo）	美国	2.49
	红酒（Chateau Coufran-999）	法国	1.94
	红葡萄酒（Kimberly Zool）	南非	2.33
早餐谷物点心	早餐谷物片（Post）	美国	1.20
	早餐谷物片（Kellogg's）	美国	1.68
	早餐谷物片（Bran Flake）	美国	4.29
	早餐玉米片（Ralston）	美国	1.23
	早餐燕麦片（Puffed）	挪威	2.11
巧克力和甜点	巧克力（Cacao，Regina）	挪威	13.74
	巧克力（Candy bars）	美国	1.40
	巧克力（含 53%可可）	挪威	13.24
	黑巧克力（含 70%可可）	法国	13.44
	牛奶巧克力（Candy）	美国	1.95
	半黑巧克力（含 53%可可）	挪威	7.40
牛奶及奶制品	去脂白脱牛奶	挪威	0.05
	乳酪（Kraft Singles）	美国	0.05
	乳酪（Stilton ring）	英国	0.54
	冰淇淋（Burger king）	美国	0.00
	牛奶（1%脂肪）	美国	0.05
	减脂（2%）巧克力牛奶	美国	0.17
	酸奶（Tine）	挪威	0.15
	纯酸奶（不加任何其他成分）	挪威	0.04
	冰冻巧克力酸奶	美国	0.45

（续表）

种类	被测食物	产地或取样地	抗氧化能力（取样100克）
甜点和糕点	苹果馅饼	挪威	0.19
	巧克力蛋糕	挪威	0.38
	无糖无脂肪巧克力混合布丁	美国	2.74
蛋类	整只鸡蛋	美国	0.01
	鸡蛋黄（Pior）	挪威	0.16
脂肪和油	白脱	挪威	0.73
	茶籽油（Mazola）	加拿大	0.46
	玉米油（Mazola）	美国	0.34
	橄榄油	美国	0.23
	大豆油	美国	0.35
	葵花籽油	挪威	0.33
鱼和海鲜	三文鱼（未加工）	挪威	0.03
	虾（熟）（罐装）	美国	0.04
	金枪鱼（熟）（罐装）	美国	0.09
	卡奔达，一种产自非洲的类沙丁小鱼	马拉维	0.65
	鲭鱼（未加工）	挪威	0.11
谷物及谷物产品	秋小麦	丹麦	3.24
	大麦面粉	美国	0.11
	白面包	挪威	0.20
	全粒荞麦粉	丹麦	2.24
	小米白面粉	英国	1.31
	粗黄玉米粉（已消毒）	美国	0.40
	褐色小面包	美国	0.35
	墨西哥薄饼	美国	0.06

（续表）

种类	被测食物	产地或取样地	抗氧化能力（取样 100 克）
谷物及谷物产品	玉米粉	马拉维	0.32
	大米	印度	0.16
	棕色糙米	英国	0.36
	春小麦	挪威	3.31
	小麦芽	挪威	3.23
草药及传统植物性药材	多香果（干磨碎）	挪威	99.48
	羽衣草，干叶	挪威	130.36
	当归，新鲜	挪威	0.66
	干叶	挪威	25.25
	干种籽	挪威	8.00
	回香、干叶	挪威	33.14
	桉树，干嫩叶	挪威	47.78
	小檗树皮	挪威	55.63
	罗勒，新鲜	挪威	1.72
	干燥	挪威	28.10
	干燥	挪威	18.24
	月桂，新鲜	新西兰	15.05
	干燥	挪威	24.49
	熊果	挪威	182.10
	蜂香，干花	挪威	46.56
	紫石蚕	挪威	9.47
	桦树干叶	挪威	30.44
	稠李，干花	挪威	23.08
	黑莓，干叶	挪威	97.83
	香菜籽，干燥	挪威	3.35

（续表）

种类	被测食物	产地或取样地	抗氧化能力（取样100克）
草药及传统植物性药材	干芹菜叶	挪威	16.91
	樟树皮	墨西哥	40.14
	香樟，干磨粉	墨西哥	139.89
	干磨粉	挪威	118.69
	干磨粉	挪威	63.27
	丁香，干磨粉	美国	125.55
	整个丁香，干燥	墨西哥	175.31
	干燥（另一种品牌）	墨西哥	327.77
	干燥	挪威	317.96
	干燥	印度	250.04
	干石松	挪威	61.32
	款冬，干叶	挪威	61.32
	耧斗草	挪威	3.96
	高山玫瑰	挪威	18.37
	西洋接骨木，干花	挪威	24.13
	干叶	挪威	20.36
	干紫草	挪威	25.06
	干马尾草	挪威	12.17
	锦葵，干的花和叶	挪威	9.06
	多足蕨	挪威	35.42
	普通白桦	挪威	22.07
	缬草	挪威	24.03
	刺荨麻，干叶	挪威	35.23
	芫荽（一种香菜），干磨粉	挪威	4.66
	矢车菊，干燥	挪威	11.96

（续表）

种类	被测食物	产地或取样地	抗氧化能力（取样100克）
草药及传统植物性药材	草甸排草	挪威	31.31
	孜然	挪威	11.88
	圣母紫罗兰，干燥	挪威	22.63
	蒲公英，干花	挪威	12.72
	干叶子	挪威	21.07
	飞莲，干的	挪威	30.18
	小茴香（草茴香），干燥	挪威	20.23
	新鲜的	挪威	1.39
	冰岛苔藓（地衣），干燥	挪威	0.71
	王草（又名欧前胡），块茎	挪威	27.56
	日本玫瑰，干燥	日本	58.66
	杜松子，干燥	挪威	19.29
	针叶凋落物，干燥	挪威	76.77
	软花，干燥	挪威	16.62
	斗篷草，干燥	挪威	43.31
	薰衣草，干的花和叶	挪威	29.61
	蜜蜂花，干燥	挪威	125.33
	柠檬百里香，干的叶和花	挪威	92.18
	甘草，甜根和茎	挪威	2.71
	鹿草（Maral Root，一种广泛生长于东欧和俄罗斯的干的马鹿草料物	挪威	69.57
	金盏花，干的花和叶	挪威	9.83
	绣花菊草，又名旋果蚊虫草，干的	挪威	154.05
	干花	挪威	167.82

(续表)

种类	被测食物	产地或取样地	抗氧化能力(取样100克)
草药及传统植物性药材	米里安(Merian),一种瑞典草本植物,干燥	瑞典	53.92
	薄荷,干燥	西班牙	71.95
	留兰香薄荷,新鲜	挪威	1.27
	艾叶,干燥	挪威	23.79
	毛蕊花,干燥	挪威	37.71
	荨麻,干燥	挪威	18.21
	北坞根(Northern dock),一种挪威草本植物,干燥	挪威	43.61
	肉豆蔻,干燥	印度	19.42
	牛至,干燥	墨西哥	73.77
	干燥	挪威	89.51
	干燥	土耳其	96.64
	新鲜	挪威	3.75
	景天,根茎	挪威	57.83
	欧芹,干燥	美国	7.43
	薄荷,干叶	挪威	160.82
	绿干叶	挪威	142.58
	紫松果菊,干的叶和花	挪威	16.09
	千屈菜,干的花和叶	挪威	111.04
	木莓,又名山莓或悬钩子,干叶	挪威	46.89
	新鲜叶	挪威	21.34
	红三叶草,干花	挪威	39.92
	红果莓,干叶	挪威	102.07
	熟红果	挪威	56.66
	长叶车前草,干叶	挪威	34.81
	玫瑰,干花	挪威	153.90

（续表）

种类	被测食物	产地或取样地	抗氧化能力（取样 100 克）
草药及传统植物性药材	迷迭香，干燥	挪威	35.81
	新鲜	挪威	5.64
	藏红花，干磨粉	印度	61.72
	鼠尾草，干叶	挪威	34.88
	干叶	墨西哥	58.8
	地榆，干燥	挪威	33.37
	香梅草，干花	挪威	16.63
	银叶花，又名鹅绒香棱草，干燥	挪威	35.79
	婆之纳（水蔓菁），干燥	挪威	94.79
	青蒿，干的花，叶和茎	挪威	34.58
	云彩叶，干燥	挪威	29.31
	大茴香（八角），干燥	印度	11.32
	有机荨麻，干燥	挪威	13.09
	和香薄荷（夏香薄荷）	挪威	59.66
	茅膏菜，干燥	挪威	79.02
	马乔莲，干燥	挪威	92.31
	艾菊，干花	挪威	30.71
	百里香，干燥	挪威	63.75
	新鲜	挪威	2.16
	鹅掌楸，干叶	挪威	26.65
	姜黄，干磨粉	美国	15.68
	香兰荚（带籽荚）	挪威	7.3
	犬堇菜，干叶	挪威	12.90
	石蚕，干燥	挪威	48.14
	草原光藕草	挪威	113.27
	苦艾酒	挪威	10.42

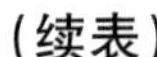

种类	被测食物	产地或取样地	抗氧化能力（取样 100 克）
婴儿食品及饮料	牛肉	美国	0.06
	鸡	美国	0.02
	小青豆	美国	0.05
	南瓜	美国	0.17
豆类食物	芸豆	新西兰	1.92
	绿蚕豆	挪威	1.97
	腰豆，干燥	印度	0.81
	绿豆	挪威	0.34
	豌豆	挪威	0.26
	斑豆	挪威	1.15
	小黄豆	印度	0.99
	天然豆腐（天然黄豆制成）	挪威	0.09
肉和肉制品	油炸过的培根（咸猪肉片）	挪威	0.85
	牛肉热狗	美国	0.43
	色拉香肠	挪威	0.46
	小牛排	挪威	0.02
	猪排	挪威	0.00
食品添加剂	人工合成甜味剂	美国	0.02
	大麦芽糖浆（有机）	美国	2.12
	蜂蜜	美国	0.14
	咖啡伴侣粉	美国	0.11
	枫树浆，100%纯	美国	0.45
	含碘盐	美国	0.00
	糖增色剂	挪威	15.54
	苹果汁醋	美国	0.11

（续表）

种类	被测食物	产地或取样地	抗氧化能力（取样 100 克）
食品添加剂	有机粗糖	美国	0.33
	精制糖	美国	0.00
	食醋	美国	0.74
	蒸馏过的白醋	美国	0.00
复合主食	发酵过的豆类（一种素食）	美国	0.29
	鱼汉堡王（含乳酪）	美国	0.09
	墨西哥卷饼和豆	美国	0.16
	乳酪披萨（冰冻及薄面皮）	美国	0.13
	香肠软饼	美国	0.37
坚果和种子	带皮杏仁	美国	0.53
	带皮杏仁	挪威	0.23
	去皮杏仁	挪威	0.13
	栗子，带皮	意大利	4.67
	栗子，不带皮	意大利	0.75
	亚麻子	秘鲁	0.64
	榛子，带皮	挪威	0.49
	榛子，不带皮	挪威	0.08
	西瓜子，盐烤	伊朗	3.27
	南瓜子，盐烤	伊朗	0.40
	带壳带衣花生，烤过的	美国	1.97
	不带衣花生	美国	0.35
	带衣美洲山核桃，即碧根果	墨西哥	10.62
	带衣美洲山核桃，即碧根果	美国	9.67
	松子	挪威	0.52
	芝麻籽	挪威	1.21

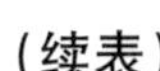
（续表）

种类	被测食物	产地或取样地	抗氧化能力（取样 100 克）
坚果和种子	黑芝麻籽	印度	0.26
	白芝麻籽	印度	0.49
	葵花籽	挪威	7.50
	核桃，带衣	美国	15.18
	核桃，带衣	挪威	25.41
	核桃，带衣	印度	15.84
	核桃，无衣	挪威	1.81
	核桃，无衣	意大利	0.44
	带壳出售的带衣核桃	挪威	33.09
家禽肉及其制品	烤鸡翅，冰冻	美国	0.39
	鸡肉热狗	美国	0.15
	冰冻带皮鸡	挪威	0.06
	火鸡热狗	挪威	0.61
点心	燕麦饼干	挪威	0.84
	带油爆花	美国	0.75
	土豆片	美国	0.74
	撒盐饼干	美国	0.37
	玉米片	美国	0.77
汤、酱、调味品及辣调味汁	烧烤酱	挪威	0.53
	无脂肪沙拉法式调味酱	美国	0.04
	芥末土豆粉	挪威	1.20
	香蒜沙司（意大利式青酱）	瑞士	4.36
	番茄酱	美国	0.30
	辣 taco 酱	挪威	4.25

因测试方法不同，表 2-5 中食物抗氧化能力与表 2-2、表 2-3 及表 2-4 中抗氧化能力，没有可比性。但不管怎样，同一个表内各种食物之间的抗氧化能力比较是合理可取的。

从表 2-2、表 2-3、表 2-4 和表 2-5 不难得出以下几个结论。

1. 除非保留谷物表皮或麸糠，否则一般的主食——米和面粉抗氧化能力很小。

2. 副食中各种肉类、禽类、海鲜以及奶类，它们的抗氧化能力都很小。

3. 副食中的蔬菜和水果，不仅含有丰富的维生素和微量元素，而且大部分的抗氧化能力都比较强，尤其是莓类水果及少数几种水果的抗氧化能力非常高。

4. 大部分的坚果都有不差的抗氧化能力，特别是核桃类坚果。

5. 绝大部分的天然调味品都具有很强的抗氧化能力。

6. 许多草药都具有意想不到的高抗氧化能力，但极少数传统植物性药材却很低（如人参）。

7. 食物中的饮料和糖果糕点，它们的抗氧化能力取决于制作原料。原料主要是可可的黑巧克力就是一例。但应该承认，除少数几种（如绿茶）外，它们中大部分不是抗氧化剂源。

8. 除了某些果酒（红酒）或葡萄酒，一般酒的抗氧化能力不强。

9. 人工配制的饮料（如可口可乐和百事可乐）没有什么抗氧化能力。

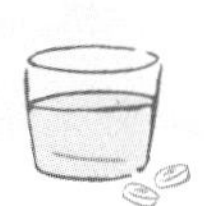

如何选择抗氧化剂

为了防止体内因氧化紧张而产生像癌症、心血管疾病、白内障、视网膜黄斑变性等眼病以及皮肤老化，人体必须每天摄入一定量的抗氧化剂。幸运的是，虽然我们每天吃的食物中，主食如米饭、面食等，副食中各种肉类、蛋类、鱼和海鲜等，其抗氧化能力微乎其微，但我们每天吃的蔬菜和水果，却大多具有不差的或较强的抗氧化能力，烧菜用的天然调味中很多也是很强的抗氧化剂，使我们大体上不会处在氧化紧张中。这种抗氧化剂饮食与抗癌饮食、抗心血管疾病饮食基本上是一致的。

除了满足人生存所需要的基本营养素和微营养素外，为了预防疾病和保持身体健康，我们还应考虑摄入一定量的抗氧化剂。正如美国农业部所推荐的那样，每个人每天通过食物摄入3 000～5 000 ORAC值，会提升10%～25%的血液抗氧化能力。已有动物（老鼠）研究表明，通过饮食摄入上述数值范围的抗氧化剂，有助于神经传递者——化学物质对老鼠脑细胞的刺激，从而帮助维持脑细胞的功能，预防中老年老鼠的记忆丧失和学习能力降低，也能保护老鼠体内毛细血管，避免因氧自由基攻击造成的损伤。抗氧化剂预防人体疾病的长时间大规模的临床研究或前瞻性研究，公开发表的结果现在很少。但有一点很明显，即那些有意从饮食中摄取抗氧化剂，多吃水果蔬菜的人，皮肤细腻光滑，显得年轻，是不争的事实。

当通过饮食摄入抗氧化剂不足，或为了防病需要摄入更多的抗氧化剂时，也可以考虑额外的补充摄入，即从市场上购买一些抗氧化剂补充剂。目前在北美市场上，属于抗氧化剂保健产品的主要有四类：营养性抗氧化剂产品、非营养性抗氧剂产品——植物营养素、冷冻干燥处理过的具有高抗氧化能力的水果或蔬菜以及抗氧化剂化妆品（主要是护肤品）。

关于如何选择营养性抗氧化剂产品，前面已做过介绍。

冷冻干燥过的水果和蔬菜类抗氧化剂产品，是近些年来发展迅速的一类抗氧化剂产品。由于采用了冷冻干燥处理技术，不但保持了水果蔬菜新鲜时的抗氧化能力和微营养素，原汁原味，还减少了体积。对该类产品的选择原则上与选择抗氧化剂的新鲜水果蔬菜相同。

植物的抗氧化性能在于它们含有的植物营养素。植物营养素是指由植物本身合成出来的具有抗氧化性能的有机化合物。迄今为止，科学家们对植物营养素的了解还不多。不过，现在已经有不少植物营养素被鉴定出来，引起了研究人员和消费者的广泛注意。表 2-6 列出了到目前为止，已经知道的存在于植物源食物中的各种植物营养素。

表 2-6 植物性食物中的重要植物营养素

<table>
<tr><th colspan="2">植物营养素类别</th><th>健康好处和存在的植物源</th></tr>
<tr><td rowspan="5">多酚类
(Polyphenol)
目前已发现
8 000 种以上</td><td>黄酮（Flavone），主要有：
木樨草素（luteolin）
芹菜素（Apigenin）</td><td>具有一般抗氧化剂的优点，也有推迟药物代谢的作用，好的食物源有芹菜、欧芹、多种草药及辣椒等</td></tr>
<tr><td>花青素（Anthocyanidin），主要包括：
锦葵色素（Malvidin）
天竺色素（Pelargonidin）
芍药色素（Peonidin）
花色素（Cyanidin）</td><td>与心脏健康和抗氧化剂作用有关，并有助于预防肥胖和糖尿病，好的花青素源有红色、紫色和蓝色的各种莓、石榴、李子、红酒、红色或紫色的葡萄等</td></tr>
<tr><td>黄烷酮（Flavanone），主要包括：
橙皮素（Hesperetin）
圣草素或圣草酚（Eriodictyol）
柚皮素（Naringenin）</td><td>具有一般的抗氧化剂优点和抗炎的作用，有利于心血管健康和放松精神，黄烷酮多存在于柑桔类水果中</td></tr>
<tr><td>异黄酮（Isoflavone），主要有染料
大豆黄素
黄豆</td><td></td></tr>
<tr><td>黄酮醇（Flavonol），其中包括：
槲皮素（Quercetin）
山柰黄酮醇（Kaempferol）</td><td>槲皮素是一种抗组胺药，可缓解花粉过敏和荨麻疹，而山柰黄酮醇与其他黄烷醇一起组成的复合产品具有很强的抗炎症和抗氧化活性，故能预防慢性病。黄酮醇主要存在于洋葱、韭菜、汤菜、羽花甘蓝、西蓝花、茶、各种莓果、豆类及苹果中</td></tr>
</table>

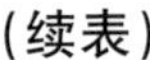
（续表）

植物营养素类别		健康好处和存在的植物源
多酚类（Polyphenol）目前已发现8 000种以上	黄烷醇（Flavanol），它以三种形式存在：单聚、双聚和多聚，其中单聚以儿茶素（Catachin）最重要。	儿茶素与心血管健康和神经健康有关，也有助于缓解疲劳。黄烷醇主要存在于茶、可可、葡萄、苹果、莓类水果、蚕豆及红酒中，在绿茶和白茶中特别丰富
	酚酸（Phenolic Acid），主要包括： 肉桂酸（Cinnamic Acid） 鞣花酸（Ellagic Acid） 水杨酸（Salicylic Acid） 棓酸（五倍子酸）（Gallic Acid） 迷迭香酸（Rosmarinic Acid） 辣椒素（Capsaicin） 姜黄色素（Curcumin） 鞣酸（Tannic Acid） 香兰素（Vanillin）	这是一类芳香族植物素。它们是强抗氧化剂，起阻止自由基氧化的作用。不同种类的酚酸存在于不同的植物中，例如种子、果皮及蔬菜叶子等
	芪族化合物（Stilbenoid），包括 白藜芦醇 紫檀醇	
	木脂素（Lignan）	这是一类低分子量的多酚。主要存在于谷物和蔬菜中。它可能起降低患心脏病、乳腺癌的风险和减少更年期症状的作用
类胡萝卜素（Carotenoid）目前已发现600多种，重要的有四种	番茄红素（Lycopene）	类胡萝卜素是一类重要天然色素的总称，是由植物（蔬菜和水果）及藻类（真菌）合成出来的黄色、橙色或红色的色素，具有抗氧化、免疫调节、抗癌及延缓衰老的功能
	隐黄质（Cryptoxanthin）	
	叶黄素（Lutein）	
	虾青素（Astaxanthin）	

（续表）

植物营养素类别		健康好处和存在的植物源
其他重要植物素	黄酮木脂素（Flavonolignans） 奶蓟草素（Milk Thirstle）	水飞蓟的提取物，属蓟素类的一种，是一种较好的保肝草药
	呫吨酮，又名氧杂蒽酮（Xanthone）	具有抗氧化、抗过敏及抗炎症作用。存在于果皮、水果、莽吉柿（一种热带水果）中
	蓟素（Silibinin）	一种保肝药

（数据摘自美国“生命科学”（Live Science）公司的网站）

已出现在北美市场上的天然植物性抗氧化剂产品不少。经作者整理后，重要的产品列在表 2-7 中，以便读者参考。

表 2-7　北美市场上的天然植物性抗氧化剂产品

产品名称	简要的健康好处
透明质酸（Hyaluronic Acid）	添加到化妆品中，抗皮肤老化
白藜芦醇（Resveratrol）	保护人体不会处在患癌和心脏病的较高危险之中
槲皮素（Quercetin）	有一系列的健康好处，包括减少炎症、止痛、对抗心血管病、防癌、提升免疫系统
山茶素（Catechin）	绿茶中有益于健康的关键性成分
山柰酚（Kaempferol）	降低得一系列慢性病，特别是癌症的风险

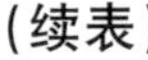
（续表）

产品名称	简要的健康好处
花青素（Anthocyanin）	一种对抗自由基的抗氧化剂，对人体抗癌、抗炎症和抗病毒有益
紫檀芪（Pterostilbene）	白藜芦醇的类似物，抗氧化，减少炎症
木脂素（Lignans）	降低患糖尿病、癌症和心脏病的概率
叶黄素（Lutein）	被称为“眼睛维生素”，可用于预防一系列眼病，包括老年性视网膜病变、青光眼及色素视网炎，也可能起预防结肠癌、乳腺癌、2 型糖尿病和心脏病的作用
番茄红素（Lycopene）	一种强抗氧化剂，防太阳光、改进心脏健康及降低患某些癌（如前列腺癌）的风险
隐质素（Cryptoxanthin）	一种维生素 A 前体。它有助于防止自由基对细胞和 DNA 的损伤，刺激对 DNA 氧化损伤的修复
异黄酮（Isoflavone）	作为一种类雌激素和抗氧化剂，它对健康的好处可能包括对抗与老化有关的疾病，如心血管疾病、骨质疏松症、与激素有关的癌症以及失去认知能力
染料木黄酮或金雀异黄素（Gernistein）	一种血管再生抑制剂和植物雌激素，与多糖一起对抗前列腺癌和乳腺癌

(续表)

产品名称	简要的健康好处
姜黄素（Gurcumin）	姜黄根提取物，是一种强抗炎症剂和抗氧化剂，有许多在科学上得到证实的益处，如预防心脏病、阿尔兹海默病和癌症，也可能有助于改进抑郁症和关节炎
木樨草素（Luteolin）	一种普遍存在的类黄酮化合物，是中药治疗高血压、炎症和癌症的草药
芹菜素（Apigenin）	一种类黄酮，可起减忧作用，可能是一种镇静剂，也可对抗一系列癌症
玉米黄素（Zeaxathin）	是一种类胡萝卜素，也是一种眼保护剂，可能会减少视网膜变性的风险

上述抗氧化剂中有一些在预防心血管疾病中发挥了作用，将在第三篇中予以比较详细的介绍。

另有一些食物，未经任何破坏性的加工直接作为抗氧化剂产品在北美市场上销售。例如，绿茶（注意，这里指绿茶粉末，不是茶水）、海藻和甜菜根等。绿茶中富含多酚（茶多酚）。绿茶提取物中茶多酚含量高达30%～40%（乌龙茶和红茶中含量只有5%～20%）。海藻中含有丰富的维生素和微量元素。甜菜根中富含的甜菜红碱（或甜菜碱）(Betataine)，包含甜菜红素和甜菜黄素两种新的阳离子型抗氧化剂，被加工成甜菜根产品打上“抗氧化剂”印记上市出售，并在2018年被推荐为世界上12种最好的抗氧化剂之一。

在保健品市场上，有一些抗氧化剂产品不是植物源的，但在市场上占有重要地位，包括辅酶Q10、谷胱甘肽、褪黑激素及虾青素。

谷胱甘肽（Glutathione）是一种肽，由谷氨酸、半胱氨酸和甘氨酸组成，人体可以自己合成谷胱甘肽，几乎存在于人的每个细胞中。它被认为是人体内最重要的强有力的抗氧化剂，担负着祛除自由基和去毒的作用，通过饮食也可以获取谷胱甘肽。人体缺乏谷胱甘肽的症状是贫血、酸性体质及易感染等。富含谷胱甘肽的食物包括菠菜、鳄梨、芦笋和黄秋葵等。不过，谷胱甘肽在人体内吸收差。可以通过增加富硒、富硫、富维生素食物及补充乳清蛋白（一种从牛奶中提取出来的蛋白质）等促进谷胱甘肽在人体内的合成。

褪黑激素（Melatonin）是人脑中松果体分泌出来的胺类激素。由于它能使产生黑色素的细胞发亮，故又名褪黑素。这种人体自己合成的抗氧化剂与睡眠有关，晚上九、十点钟时分泌得最多，帮助入睡，改善睡眠质量，也可延缓衰老。在香蕉、燕麦、酸樱桃及番茄等中含有天然的褪黑激素。北美市场上出售的褪黑激素价格并不高，脑白金是褪黑激素中比较著名的一个品牌。

虾青素（Astaxanthin）属类胡萝卜素。它是目前发现的最强的天然抗氧化剂之一。2018 年 1 月，美国国家卫生研究院（NIH）下属的老化研究所发布一个文件（ORAC-Valne，Antioxidant value of Food）。文件中列出了 500 种食物依次由大到小的 ORAC 值。其中秘鲁巴豆汁（Dragon's Blood）和虾青素补充药物（从微海藻中提取出来的）名列第一和第二，两者分别达到2 897 710和 2 822 200（单位 uMoLTE/100g），相差无几。虾青素的抗氧化能力大大超出了排名第三的三果宝（Triphala，由三种水果合成的印度传统草药）、排名第四的咖啡樱桃粉（Coffee Cherry Powder）、排名第五的漆树果实（Sumac Bran）及排名第六的研磨过的丁香调料，是后四种抗氧化剂的 5～10 倍。对某些抗氧化剂和其他植物素而言，虾青素的抗氧化能力更是远远地超出了它们，是维生素 C 的 6 000 倍，维生素 E 的 10 倍，β+胡萝卜素（维生素 A 的前体）的 100 倍，辅酶 Q10 的 800 倍，番茄红素的 100 倍，花青素的

700 倍，叶黄素的 200 倍及茶多酚的 320 倍。虾青素不像其他类型的抗氧化剂，它发挥抗氧化作用后在体内不会变成一种促氧化剂，故绝不会产生有害的氧化作用。虾青素对抗单线态氧非常有效，对液态中的自由基有强的清扫能力。市场上天然虾青素产品是从海藻中提取出来的，但在如三文鱼这样的鲑科鱼类、红鳟魚、海洋的红鲷鱼、火烈鸟、磷虾、龙虾、蟹等甲壳类海鲜中也有相当丰富的虾青素。这些海洋动物是因为吃了含虾青素的海藻才含有虾青素的。某些海藻或海洋浮游生物应是虾青素的原生源之一。另一个虾青素的原生源是红酵母。一些蔬菜，如胡萝卜和番茄以及某些植物的花果和叶子中也含有少量的虾青素。表 2-8 列出了天然虾青素源及其含量。

表 2-8　天然存在的虾青素

虾青素源	虾青素含量（单位:%）
鲑科鱼（如三文鱼）	～0.000 5
一些海洋浮游生物	～0.006
磷虾	～0.012
北极虾	～0.12%
红酵母菌	～1
雨生红球藻	～4

表 2-8 显示，虾青素在常见的天然源中含量都不高（红酵母菌和雨生红球藻除外），又加上它的抗氧化能力特别高，这注定了它在市场上的昂贵价格，成为目前价格最贵的保健品。按单位重量计，它的价格已超过了黄金。在市场销售的天然虾青素胶囊中，虾青素含量往往只有几毫克，甚至 1 毫克。

如果把营养性抗氧化剂维生素称为老一代抗氧化剂产品，而抗氧化剂植物营养素称为新一代抗氧化剂的话，则虾青素可认为是下一代的抗氧化剂产品。下一代抗氧化剂产品中，除了虾青素之外，还包括两个姜黄素新开发出来的品种——脂溶性姜黄素（Logvid）和 Theracurmin（一种颗粒小于 1 微米的姜黄素）。这两种新的姜黄素产品都改进了姜黄素在人体内吸收差的缺点，如脂溶性姜黄素比姜黄素的生物活性强 65 倍。还有羟基酪醇，一种从橄榄叶中提取出来的植物素。它的抗氧化能力达到了 68 576 uMoLTE/100 g，是绿茶的 15 倍，辅酶 Q10 的 3 倍。再有，一种如辅酶 Q10 那样存在于人体内的类维生素化合物——吡咯喹啉醌（Pyrrolo Quinoline Quinone，缩写 PQQ）近十几年来引起了人们的注意。它对人体健康带来的好处还在研究之中。

在综合考虑抗氧化能力和价格等因素之后，美国健康连线（Health Line）网站于 2018 年推荐给消费者 12 种最好的抗氧化剂。

1. 黑巧克力（Dark Chocolate）；
2. 美洲山核桃（Pecans）；
3. 蓝莓（Blueberries）；
4. 草莓（Strawberries）；
5. 洋蓟（Artichokes）；
6. 枸杞子（Goji Berry）；
7. 羽衣甘蓝（Kale）；
8. 红卷心菜（Red Cabbage）；
9. 木莓，又名山莓（Respberries）；
10. 豆类（Beans）；
11. 甜菜根（Beets Root）；
12. 菠菜（spinach）。

在皮肤保健品中添加抗氧化剂是一个发展趋势。在护肤品中添加抗氧化剂，除了保护产品中的有效成分不被氧化，特别是防止其中的脂类物质腐败外，还有助于皮肤细胞对抗自由基，延缓皮肤衰老。目前，用于添加到护肤品中的抗氧剂主要有维生素 C、维生素 A、维生素 E、白藜芦醇、辅酶 Q10、烟酰胺、多酚类、类黄酮、谷胱甘肽、番茄红素、槲皮素及金雀异黄素等。一些富含抗氧化剂的物质，如绿茶、咖啡豆、葡萄籽、迷迭香、松树皮及奶蓟草等也以粉末形式添加进去。

总之，因为出现在市场上的抗氧化剂产品实在太多了，对于消费者而言，想要从市场上正确地购买到令人满意的抗氧化剂产品，比选择 OTC 药物要困难得多。最大的原因是缺少科学依据，即几乎看不到官方主管机构的结论性观点，又无非官方的权威机构的成熟性评论。虽然来自生产厂家或销售商的好评如潮，但大多是无科学依据的广告虚夸之词，不足为信。

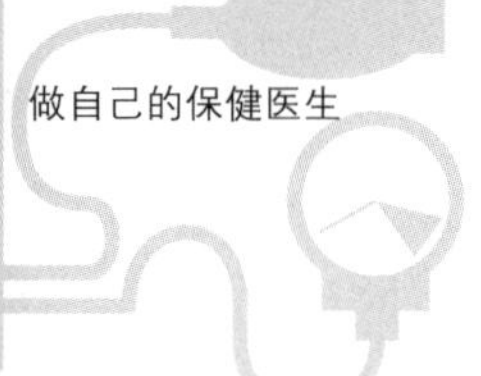

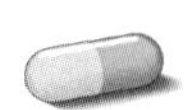

第三篇　心血管疾病保健品

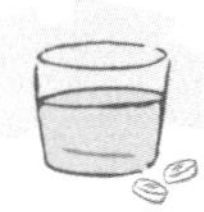

预防心血管疾病的重要性

心血管系统包括心脏和遍布全身各部位的大小血管，其中心脏是心血管系统的动力——“泵浦”，大大小小的血管则是运输营养和氧气（这是人体所有细胞生存下去所必需的）的通道。这些血管又分动脉血管和静脉血管。动脉血管负责把消化系统吸收的营养和肺泡内交换获得的新鲜氧气通过血液输送到全身的所有细胞，使它们得以生存下去。静脉血管则负责把细胞代谢后产生的废物，通过器官排出体外或“中和”消毒。显然，心血管系统工作的好坏与人体健康与否息息相关。

残酷的现实是，人体的心血管系统很容易出问题。心血管疾病是人类最大的一类疾病，也是因病残疾或死亡的重大原因之一。因心血管疾病死亡的人数超过了癌症，成了威胁人生命的“头号杀手”。这种情况不仅发生在发达国家，许多发展中国家也正“迎头赶上”。

常见的心血管疾病不下几十种，但严重危害和威胁人生命的主要有几种。它们是冠心病、脑血管病和外周动脉病，且大多发生在动脉血管上。相对于静脉血管，人的动脉血管细且富有弹性。这与它承担心脏收缩时要把新鲜血液压出心脏输送到全身的任务有关。造成冠心病、脑血管病等疾病的重要危险因子有低密度脂蛋白（LDL）、吸烟、高血压、糖尿病、不正常的肥胖、心理因素、摄入水果和蔬菜不足、过量饮食及缺乏有规律的体育锻炼和体力劳动等。进一步的危险因素还有基因遗传，体内脂肪因子和炎症细胞标志物等。然而，最基本的也是最重要的直接危险因素是动脉粥样硬化。它像心血管疾病的魔鬼，把它的两个魔爪分别伸向了心脏和脑，导致冠心病和脑血管病的发生。

人的动脉血管随着年龄的增长会出现正常的老化及硬化，动脉硬化和动脉粥样硬化不同。前者是正常老化，就像一根橡皮管子或塑料管子在长期使用后变硬、变脆、失去弹性一样。后者动脉血管粥样硬化是一种病态。它意味着在动脉血管内壁上积聚了太多的“污垢”。这种“污垢”——血凝块或血斑块像粥一样黏附在血管壁上，既使动脉血管变窄，增加血液流通阻力和血压，增大血管被堵塞的概率，又使动脉血管弹性变弱和变脆，增大血管破裂的风险。更大的危险性在于，这些血凝块或血斑块会从血管壁上脱落，进入血液循环。这是造成突发性心肌梗死和血栓性中风的最常见原因。

动脉粥样硬化中血凝块成分比较复杂。20 世纪 80 年代的研究表明，血凝块成分包括脂肪（以饱和脂肪为主）、蛋白质、胆固醇以及一些代谢产物和细胞碎片等。之前，有一种观点一直主导着医学界，即高胆固醇是动脉粥样硬化的主要元凶之一。可是，两位获得 1985 年诺贝尔生理学或医学奖的美国科学家发现，对动脉粥样硬化负责的不是总胆固醇水平，而是胆固醇中的一部分——低密度脂蛋白胆固醇（LDL）。原来胆固醇是一种脂溶性化合物，它在血液中不以单质单独存在，总是与脂肪和蛋白质结合在一起以脂蛋白胆固醇形式存在。根据密度的大小，血液中脂蛋白胆固醇又分成 3 种形式：低密度脂蛋白胆固醇（LDL）、中密度脂蛋白胆固醇（MDL）和高密度脂蛋白胆固醇（HDL）。现已证实，需要对动脉粥样硬化负责的只是 LDL，而 HDL 非但对形成动脉粥样硬化没有坏处，反而有利于把黏附在动脉血管壁上的

LDL“拉”下来，通过血流循环进入肝脏代谢。这一重大发现，颠覆了长期以来人们对胆固醇尽是负面的陈旧观念。现在的医生，在考虑胆固醇血检结果对心脏或脑疾病的危险性时，更多地考虑 LDL 水平是否高，或 HDL 水平是否低，而不是总胆固醇水平。例如，在美国，如果患者的 LDL 水平大于 130 毫摩尔/升，或 HDL 水平小于 40 毫摩尔/升，则医生认为患心脏病或脑中风的危险性大增。反之，如果 LDL 水平小于 100 毫摩尔/升，或 HDL 大于 60 毫摩尔/升，则认为患心脏病和脑中风的危险性很小。

动脉血管壁上出现“污垢”一样的血凝块（斑块）黏附物看上去似乎是血管患了炎症，但这种炎症不是由细菌引起，也没有病毒参与，故之前对动脉粥样硬化的原因一直不太清楚。在最近一二十年，人体内自由基理论的建立，使得动脉粥样硬化的发生有了解释。发生动脉粥样硬化的过程大致如下：从血管壁细胞中释放出来的自由基使细胞膜上的脂肪过氧化，尤其是细胞膜上的多不饱和脂肪酸（通常烹饪用的植物油中富含多不饱和脂肪酸），结果产生过氧化的脂肪自由基。这是一种次级自由基，可以发生链式反应，使越来越多的脂肪被氧化形成过氧化脂肪自由基。这些高能量的自由基对血管壁的损伤由此持续进行下去，在血管壁受损伤的地方，容易凝聚或沉积出血凝（斑）块，日久累积最终形成动脉粥样硬化。

动脉粥样硬化直接严重影响到心脏和脑的健康。心脏的动脉血管——冠状动脉担负着为心脏本身输送新鲜血液的重任，一旦冠状动脉血管粥样硬化，就无法完成这个重任；或者在人体别的部位产生的血凝（斑）块，经血流带进冠状动脉，部分或全部堵塞血管。这两者都会使心脏暂时或永久、慢性或急性地缺血，引发多种心脏病甚至危及生命，如心肌梗死、心肌缺血、心绞痛、心律失常、心力衰竭等一系列心脏疾病，包括短时间内威胁生命的急性心肌梗死（急性冠心病）。据估计，对心脏造成危害的因素中，心肌梗死占了 90%。在致人死亡的三大疾病中，冠心病在2011年名列第一，其次是癌症和中风。冠心病在西方白种人中相对说来比较普遍。

另一个重要的直接受动脉粥样硬化影响的病是脑中风。脑中风按其性质可分为出血性脑中风（俗称脑溢血）和血栓性脑中风。前者是指脑部动脉血管因变窄变脆弱，在不受控制的高血压作用下破裂出血，造成由这部分动脉血管供血的脑细胞缺血。后者是指脑的一部分动脉血管因被血凝（斑）块部分或全部堵塞而造成相应部位脑细胞缺血。不管是出血性的还是缺血性的缺血，其后果都是一样的，即向脑局部神经细胞的供血中断或不足，导致相应部位脑细胞因缺氧或缺营养而受损或死亡，引起脑部分功能（如走路、说话等）丧失或受损出现中风。对于东方黄种人，因动脉粥样硬化造成的影响，反映在脑部的脑中风多于心脏的冠心病，而且脑中风以缺血性脑中风为主。据报道，中国人群中的缺血性脑中风占到了脑中风的70％以上。对于这一点，过去很长一段时间医学界都认识不足。

鉴于因动脉粥样硬化造成的冠心病和脑中风给人生命带来了如此严重的危险，预防心血管疾病显得格外重要。

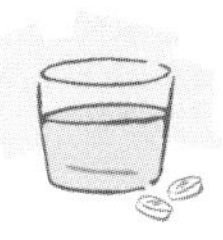

如何选择心血管疾病保健品

目前北美市场上防治心血管疾病的保健品不少。因为对人健康危害大的心血管病——冠心病、脑中风及癌症都与自由基脱不了干系，所以在上一章详细介绍过的抗氧化剂中，有许多就是防治心血管病的保健品。对于这些抗氧化剂产品，基本不予介绍。这里介绍不属于抗氧化剂性质的心血管疾病保健品，或者属于抗氧化剂但在第二篇中未详细介绍过的心血管疾病保健品。

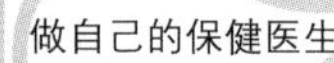

（一）欧米伽-3（Omega-3）脂肪酸

欧米伽-3脂肪酸是指一类长链多不饱和脂肪酸。这类脂肪酸分子结构上都有一个共同点，即双键开始在欧米伽-3碳原子上。自然存在的欧米伽-3脂肪酸有4种。它们分别是：二十五碳五烯酸（EPA）、二十三碳六烯酸（DHA）、二十二碳五烯酸（DPA）、阿尔法-亚麻酸（ALA）。

EPA、DHA及DPA主要来自可食性海洋动物油，特别是鱼的脂肪（鱼油）。在鱼油中，EPA和DHA是主要成分，DPA的含量很低，只占0.1%～1%，而人体自己可以合成有限的EPA和DHA。另外，在海藻油中也含有丰富的EPA和DHA，且DHA比EPA多。从海藻油中分离出来的DHA，已作为一种欧米伽-3脂肪酸被广泛地添加到儿童食品中。ALA来自核桃、绿叶蔬菜、烹饪油和亚麻油，在核桃和亚麻油中含量尤其丰富。ALA被人体吸收后，有小部分能转化为EPA或DHA，然后被人体利用。

把欧米伽-3脂肪酸与心血管疾病联系起来要追溯到20世纪70年代。一个丹麦医生去当时还是丹麦属地的格陵兰岛旅游。这位医生发现，在格陵兰岛的土著居民因纽特人中，像冠心病和脑中风这样的心血管病发病率很低，只有百分之几。而在丹麦，则高达30%以上。对于这种悬殊差异，这位医生把它归于格陵兰岛上居民的特殊饮食。格陵兰岛几乎全部位于北极圈内，终年寒冷，居民的饮食以捕捉海洋动物为主。这些海洋动物的脂肪中含有丰富的欧米伽-3脂肪酸。据此，这位丹麦医生提出了一个大胆设想：格陵兰岛上居民的心血管病低发病率与饮食摄入的欧米茄-3脂肪酸有关。

这项观察性发现受到了广泛的关注。在之后的二三十年中，陆续有数百篇文章和评论发表，评估欧米伽-3脂肪酸对心血管病的影响及它的生物标志物。大部分研究结果对欧米伽-3脂肪酸都作正面肯定。许多研究者认为，EPA是一种维护心血管健康的基本脂肪酸，是一种血液“清扫剂”，有防止血凝（斑）块形成的作用，而 DHA 是人脑和眼睛结构和功能的要素，在脑神经和视网膜的发育中扮演重要角色。正如《美国家庭医生》杂志在 2004 年发表的一篇评论所说，通过吃油性鱼（如三文鱼和金枪鱼）或服用含 EAP 和 DHA 的胶囊补充，可显著降低因冠心病等心血管疾病引起的死亡风险，还可以治疗高血脂、高血压和风湿性关节炎。于是，补充欧米伽-3 脂肪酸一时成了防治心血管疾病的一个最重要的保健品，市场年销售额一度达到几十亿美元。美国的食品和药物管理局（ FDA）对此也作出了谨慎的反应，在官方的公告中说，支持但不是结论性的研究显示，服用 EPA 和 DHA 可能有助于减少冠心病的患病概率。而加拿大的官方机构（FDA）说得更具体了些，DHA 支持脑、眼睛和神经的正常发育。就连联合国下属的世界卫生组织和美国心脏病协会也一致同意这样的观点：欧米伽-3 脂肪酸有维护健康和预防心血管疾病的功效。

不过，约在 2010 年，情况发生了某些变化。更多更大规模的前瞻性研究，再加上整合性的系统分析结果，对欧米伽-3 脂肪酸在防治心血管疾病提出了质疑，反映在看待欧米伽-3 脂肪酸上有不同看法。例如，英国的科克伦学会（Cochrane Org，一家专注于评论世界性健康研究的非赢利慈善机构）在对大量现有的研究数据系统分析后写了一篇评论《欧米伽-3 脂肪酸和一级及次级心血管疾病预防》，发表在它自己的杂志《科克伦数据系统和评论》上，该文的主要观点如下。

1. 增加 EPA 和 DHA 摄入量对心血管病发病率、冠心病病死率或心律不齐的影响很少甚至没有差异（证据不算充分）。EPA 和 DHA 能稍微降低三酰甘油和提升 HDL（证据充足）。

2. 吃更多的 ALA（如核桃），可能对心血管病、冠心病或冠状动脉问题引起的疾病病死率影响很少甚至没有差异，但能稍微降低心血管问题的发生和心脏的不规则心跳（证据一般或不足）。但 ALA 对中风的影响不清楚（证据不足）。

概括地说，服用欧米伽-3 脂肪酸胶囊并不会减少得心脏病、中风的风险，对预防或治疗心脏病和血液循环病也没有帮助，但能降低血液中三酰甘油水平。同时增加植物性 ALA 摄入对预防某些心脏病和血液循环病可能稍有好处。

同是《美国家庭医生》杂志，在 2018 年 5 月发表的由三个临床医生撰写的一篇评论中称对于那些已经诊断出心血管病，或处在得心血管病危险性增加的人，补充欧米伽-3 脂肪酸，对心血管病发病率、心脑病猝死、动脉血管再生或高血压没有影响。

对于摄入欧米伽-3 脂肪酸对心血管健康的影响上为什么出现不同看法的原因是多方面的。有研究人员指出，其最主要原因在于摄入的欧米伽-3脂肪酸，每天的摄入量不多，这与格陵兰岛上以富海洋性动物脂肪为主饮食的土著居民相比，实在太少了。

不管怎样，有关欧米伽-3 脂肪酸的负面研究报道在市场上引起了反响。在过去几年，全球市场上的欧米伽-3 脂肪酸源产品销售出现停滞或下跌。与 2016 年相比，2017 年普遍下降 7%～10%，有些产品甚至下滑 50%。

关于欧米伽-3 脂肪酸的争论远没有结束。在这一点上，出现不同的声音实属正常，消费者应理性对待。2019 年以后，市场上欧米伽-3 脂肪酸产品消费恢复并增加就是证明。美国政府的卫生与人类服务部下属的保健研究与质量局，于 2017 年 7 月在其网站上对其作了比较客观的公示性结论，其要点如下。

1. 饮食摄入海洋性动物油（如鱼油）对降低心血管病病死率和中风（主要是局部缺血性中风）发生率可能有好处。

2. 与此相反，强烈的证据表明，补充海洋性动物油（如鱼油）对心血管疾病的发生率、心源性猝死或高血压没有影响，对减少心脏动脉纤维性颤动没有作用。

3. 补充海洋性动物油（如鱼油）能显著地降低血液中三酰甘油。

在较大剂量情况下对那些有着较高三酰甘油水平的人来说，效果尤其好，还会稍微增加 HDL 和 LDL 水平，在总胆固醇与 HDL 比例上产生小的变化。

美国食品与药物管理局（FDA）于 2013 年批准了一个 EPA 浓度≥96％的处方药，专门用于治疗高脂血症患者。

摄入欧米伽-3 脂肪酸有 3 个途径——吃海洋性动物油（主要是富含脂肪的油性鱼）、补充服用从海洋动物（如油性鱼或磷虾等）中提取出来的鱼油或磷虾油，以及补充服用植物性食物（如核桃、亚麻油等）。

鱼是一种密实性营养源，它既具有高蛋白、低饱和脂肪酸的特性，又富含微营养素，如维生素 D、维生素 B_{12}、微量矿物质硒、钾和镁。表 3-1 列出了 34 种海鲜中的 EPA、DHA、EPA＋DHA 以及维生素 B_{12}、硒、钾和镁在 100 克鱼中的含量。

表 3-1　每 100 克鱼/海鲜中 EPA、DHA、B_{12}、Se、K 和 Mg 的含量

鱼种类	EPA（克）	DHA（克）	EPA＋DHA（克）	B_{12}（微克）	Se（微克）	K（毫克）	Mg（毫克）
大西洋三文鱼，养殖	0.69	1.457	2.147	2.8	41.4	384	30
大西洋三文鱼，野生	0.411	1.429	1.84	3.05	46.8	628	37
大鳞鲑鱼	1.01	0.727	1.737	2.87	46.8	505	122
红鲑鱼	0.299	0.56	0.859	4.47	35.5	436	36

（续表）

鱼种类	EPA（克）	DHA（克）	EPA+DHA（克）	B_{12}（微克）	Se（微克）	K（毫克）	Mg（毫克）
银三文鱼，养殖	0.408	0.871	1.279	3.17	14.1	460	34
银三文鱼，野生	0.401	0.658	1.059	5	38	434	33
狗鲑（俗名秋鲑）	0.299	0.505	0.804	3.46	46.8	550	28
粉三文鱼	0.218	0.399	0.617	4.73	37.6	439	32
鲱鱼，太平洋	1.242	0.883	2.125	9.62	46.8	542	41
鲱鱼，大西洋	0.909	1.105	2.014	13.14	15 040	468	41
鲭鱼，太平洋	0.653	1.195	1.848	4.23	46.8	521	34
鲭鱼，西班牙	0.294	0.952	1.246	7	40.6	554	38
鲭鱼，大西洋	0.504	0.699	1.203	19	51.6	401	97
“国王”鲭鱼*	0.174	0.227	0.401	18	46.8	558	41
黑貂鱼	0.867	0.92	1.287	1.44	46.8	459	71
金枪鱼，蓝鳍	0.363	1.142	1.504	10.88	46.8	323	64
金枪鱼，白色（罐头）	0.233	0.629	0.862	1.17	65.8	237	33

（续表）

鱼种类	EPA（克）	DHA（克）	EPA+DHA（克）	B_{12}（微克）	Se（微克）	K（毫克）	Mg（毫克）
金枪鱼，黄鳍	0.015	0.105	0.12	2.35	108.2	527	42
鲣鱼	0.091	0.237	0.328	2.19	46.8	512	44
鳀鱼，欧洲	0.538	0.911	1.449	0.62	36.5	383	41
大比目鱼，大西洋和太平洋	0.08	0.155	0.235	1.27	55.4	528	28
大比目鱼，格陵兰	0.674	0.504	1.178	0.96	46.8	344	33
沙丁鱼（罐装），大西洋	0.473	0.509	0.982	8.94	52.7	397	39
巴斯鱼，条纹状	0.217	0.75	0.967	4.41	46.8	328	51
巴斯鱼，淡水	0.305	0.438	0.763	2.31	16.2	456	38
巴斯鱼，海洋	0.206	0.556	0.762	0.3	46.8	328	53
鳟鱼，混纹鳟鱼	0.259	0.677	0.936	7.49	16.2	463	28
鳟鱼，红鳟鱼	0.259	0.616	0.875	4.11	28.1	450	30
方头鱼（又名马头鱼）	0.172	0.733	0.905	2.5	51.5	512	33

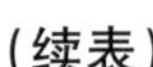
（续表）

鱼种类	EPA（克）	DHA（克）	EPA＋DHA（克）	B_{12}（微克）	Se（微克）	K（毫克）	Mg（毫克）
箭鱼*	0.127	0.772	0.899	1.62	68.5	499	35
鲨鱼*	0.316	0.527	0.843	1.49	36.5	160	49
贻具（蚌），兰色（罐装）	0.276	0.506	0.782	24	89.6	268	37
牡蛎（蚝），太平洋（蒸过）	0.438	0.25	0.688	16	77	168	22
东方饲养，未加工	0.188	0.203	0.391	16.2	63.7	124	33

（数据取自 Curr Treat Optios Cardiovasc Med，2016 Nov18（11）：69）

表 3-1 所列出的鱼中，只有一种是淡水鱼，其他的都是海水鱼，这是件憾事。目前仍缺少有关淡水鱼中欧米伽-3 脂肪酸含量的数据。

为了摄入欧米伽-3 脂形酸而选择吃鱼时，当然优先考虑选择那些欧米伽-3 脂肪酸含量高的鱼，如三文鱼。在 100 克三文鱼中，不管是野生的还是养殖的大西洋三文鱼，其欧米伽-3 脂肪酸的含量都在 2 克左右，且其中的 DHA 量特别高。正如上文所说，DHA 起支持脑神经正常发育的作用，这就是为什么许多人相信儿童多吃鱼聪明的缘故。在美国，一般家庭医生在给老年人制定养生饮食时，三文鱼和蓝莓两者是必不可少的。除了含丰富的欧米伽-3 脂肪酸，三文鱼在维生素 D、天

* 此类鱼含汞量很高。

然虾青素等含量上也名列前茅，而蓝莓是因为它是强抗氧化剂，还是低热量水果。

在选择吃鱼时，还须注意要少吃或不吃那些含汞量太高的鱼，如“国王”鲭鱼、箭鱼和鲨鱼。

美国营养与饮食学会建议，健康成年人每周要吃2次或更多的油性鱼，每天至少有0.5克的EPA+DHA摄入。对于所有成年人，美国心脏病协会也建议每周至少吃2次鱼（特别是油性鱼）。对于患有冠心病的人，每天应通过吃鱼摄入约1克的EPA+DHA（相当于吃50克大西洋三文鱼）。美国农业部推荐，一般人群每周吃227克（8盎司）的海鲜。美国卫生与人类服务部则推荐，每人每天通过吃鱼平均摄入0.5克的EPA+DHA。对于孕妇和哺乳期妇女，则每周至少吃0.23～0.34千克（8～12盎司）的海鲜。

对于孕妇、哺乳期妇女以及幼儿，则应避免食用被重金属（如汞、铅及镉等）及其他有机污染物严重污染的鱼。幼儿吃的鱼肝油，偏向选择经分子蒸馏除去重金属的。

人体补充欧米伽-3脂肪酸的第二个途径是服用欧米伽-3脂肪酸胶囊。现在市场上大多数的此类产品是用烹饪油稀释了的鱼油。这些鱼油是从三文鱼、鲐鱼、沙丁鱼和鲱鱼等提取出来的。自然界中的这些鱼处在食物链的下端。它们靠吃含欧米伽-3脂肪酸的海藻在体内积累欧米伽-3脂肪酸。这些鱼污染最少，而那些吃各种各样食物的鱼，如鲨鱼，其鱼油中虽也含有EPA和DHA，但由于它们的体内富集了较多的重金属，故不会作为提炼鱼油的原料来源。

现在，北美生产鱼油产品的厂家少说也有几十家，选择一款满意的产品并非易事。通常说来，评价一款鱼油产品可从它的纯度、新鲜度、存在形式和药效等方面考虑。从纯度上来说，目前鱼油产品中遇到的最大问题是鱼油中含有被氧化的脂。从鱼油到制成胶囊，大部分的产品常需2～3年的时间。在这时间内，免不了发生脂肪被氧化，据估计，在北美市场上的鱼油产品中，约有 1/4 产品含有被氧化的脂。在加拿大，发现含有被氧化脂的产品也有 50%。新西兰生产的 35 种鱼油产品中，竟有高达 80%的产品中含有被氧化的脂。被氧化脂是脂肪被分解的标志。问题在于，在鱼油产品包装或产品说明书上常常看不到产品中是否有被氧化的脂的信息。2010 年之后的几年中，市场上鱼油产品销售量一度下滑，除了负面报道因素之外，对其质量担忧也是一个重要原因。

鱼油的新鲜度可以通过打开胶囊后鱼油的味是否纯正、是否有鱼的特别气味及姜黄色素加以鉴别。

在购买鱼油产品时还要重视下面两点：一是检查鱼油的产地、鱼油鱼源及鱼油是否经过纯化（如分子蒸馏）除去重金属；二是在考虑价格时，注意标出的每个胶囊中的 EPA 和 DHA 的量。也就是说，价格是否合理，应考虑花了多少钱实际买进了多少的 EPA 和 DHA。有些产品的每个胶囊只有 100 毫克的 EPA 或 DHA，而另一些产品含量为 500 毫克，甚至 1 000 毫克。这就要算一笔账。

对于高脂血症患者，服用的欧米伽-3 脂肪酸剂量相对地要高，达到每天 3 克。

二十世纪以来，另一种海洋动物性动物油——磷虾油开始成为市场上重要的欧米伽-3 脂肪酸补充药物。磷虾是一种主要生活在南极洲周围海域中的类虾小生物，它个体很小，不过几厘米，但蕴藏量巨大。与日益衰竭的鱼资源相比，它的数量要庞大多了，达到了地球上人均一顿的程度。磷虾头部有一种鲜红的物质，这就是磷虾油。磷虾中提取出来的磷虾油呈暗红色，稀释后显鲜红色。鲜红色是磷虾油中含强抗氧化剂——虾青素的表征。磷虾油中的欧米伽-3 脂肪酸是以与磷脂结合的形式存在的。磷脂是人体细胞的组成部分，故它容易被人体吸收，其生物活性比鱼油高出 1.5～2.6 倍。鱼油中的欧米伽-3 脂肪酸是以三酰甘油结合形式存在的，生物活性差；另外，磷虾油中含有极强的抗氧化剂虾青素，具体含量取决于提取方法。

可以说，磷虾油不仅是欧米伽-3脂肪源，也是不差的抗氧化剂源。近来有研究指出，磷虾油对治疗关节炎有很好的疗效，这可能与其中包含的虾青素有关。目前市场上，磷虾油价格普遍比鱼油高出数倍。

不管是鱼油还是磷虾油，在美国市场上，两者都是经过美国食品和药物管理局（FDA）认可上市的，安全性基本上可以得到保证。近些年来，全球磷虾油市场销售额在不断增加，年增长率在11%左右，高于鱼油。2015年全球磷虾油市场营销达2亿多美元，开始从单纯的磷虾油胶囊向药物、食品（尤其是婴儿配方食品）添加剂发展。

在选择磷虾油产品时，不要忘记关注其中的虾青素含量。

近年来市场上出现另一种新的属于海洋性动物油的欧米伽-3脂肪酸源。它是从一种名叫Calanus的挠足虫甲壳类海洋浮游生物中提取出来的，故名Calanus油。这种甲壳类细小生物生活在靠近北极的海域和南极洲周围的海域中。它们很小，只有几毫米，是鲸鱼、鲱鱼等鱼类的主要食物，也是北极雀的唯一食物。像磷虾一样，这种微小生物的蕴藏量十分巨大。从它们体中提取出来的油，基本成分与磷虾油相似，包括虾青素在内。但其中的欧米伽-3脂肪酸存在形式不一样。在Calanus油中，EPA、DHA与蜡酯结合以蜡酶形式存在。蜡酯是目前世界上最富集的一种生物形态能量。它在生物体内的代谢过程十分缓慢。北极雀就是依靠体内积聚的蜡酯长途跋涉迁移的。因此，目前正在研究这种欧米伽-3脂肪酸能否用于减肥。现在，全球只有挪威一家公司在生产Calanus油，产量不大，市场价格不菲。

通过吃富含α-亚麻酸（ALA）的食物是增加摄入欧米伽-3脂肪酸的第三个途径。ALA广泛存在于各种植物中，尤其是一些坚果，如亚麻籽、核桃、奇亚籽及大麻籽等。在28克亚麻籽中，ALA含量高达

6.4克。核桃也有2.5克左右。前者在北美市场上以亚麻籽粉或亚麻籽油形式销售多年。而后者属营养食品。ALA的另一个植物源是常用于烹饪的油，如芥籽油和豆油等。其中芥籽油中的ALA含量较高，达到每100克油中含约1.3克ALA，豆油也有0.9克以上。总之，通过饮食摄取ALA应不成问题，在满足人体需要的欧米伽-3脂肪酸中，ALA的作用有限，因为它被代谢到EPA和DHA的效率太低。已有研究指出，摄入人体的ALA只有5%转化为EPA，转化为DHA的更少，只有0.5%。这样看来，从满足人体所需要的欧米伽-3脂肪酸来说，饮食摄入ALA无法替代吃鱼或服用海洋性动物油胶囊。

（二）辅酶Q10

正如上一篇中所说，辅酶Q10是一种人体能自然产生的抗氧化剂，它对人体有着许多重要的生理功能，其中之一是预防动脉硬化。因此，自20世纪六七十年代以来，辅酶Q10一直作为一种预防和治疗心脏病的保健食品。

辅酶Q10，又名泛醌。人体本身产生辅酶Q10的能力与年龄有关。年轻时，随年龄的增加产生它的能力增加，在20岁时达到最大。20岁之后，随年龄增加，产生的能力逐渐减弱。在心脏病患者和癌症患者体内，辅酶Q10水平普遍都低。补充辅酶Q10虽然可以通过饮食源解决（关于辅酶Q10的饮食源详见表3-2），但考虑到食物中辅酶Q10含量都低，以及其他因素，不足以明显改善体内水平，故口服辅酶Q10补充剂不失为一种简便有效的方法。目前市场上辅酶Q10产品是通过发酵方法生产的。在北美市场上，有近80个商家在销售辅酶Q10产品，除了以单独的辅酶Q10胶囊上市，它还被广泛地添加到化妆品、防晒剂及抗老化乳霜中。到2020年，全球市场上辅酶Q10的销售已超5亿多美元。

表 3-2　辅酶 Q10 的饮食源

食物	辅酶 Q10 含量（单位：毫克/千克）
牛心	113
牛肝	34～50
牛肉（肌肉）	26～40
猪心	11.8～128.2
猪肝	22.7～54
瘦猪肉	13.8～45.0
鸡心	116.2～138.0
豆油	54～280
橄榄油	4～160
葡萄籽	64～73

2015 年，《美国新闻与世界报道》和《药物时代》组织了数千个药物学家和药剂师参加对辅酶 Q10 的市场调查。根据消费者对辅酶 Q10 满意度打分，列出了排名前 4 的 4 种辅酶 Q10 品牌（见表 3-3），可供消费者参考。

表 3-3　满意度排在前 4 名的辅酶 Q-10 品牌

辅酶 Q10 品牌	打分满意度（单位:%）
Nature Made	57
Nature's Bounty	29

（续表）

辅酶 Q10 品牌	打分满意度（单位:%）
Sundown Naturals	10
Natrol	4

尽管辅酶 Q10 以口服形式作为预防或治疗心脏病的药品已有几十年的历史，但应该看到，支持辅酶 Q10 对心脏病治疗有益处的科学依据迄今仍没有找到，或仍处在需要确定之中。另外，值得消费者注意的一个问题是它的产品广告真实性。10 多年前，美国一家《顾客实验室》非赢利机构调查市场上的辅酶 Q10 产品。结果发现，抽查的多种产品中辅酶 Q10 含量与广告上的相比，全部不合格。其中 75%产品竟检测不到辅酶 Q10。不过近几年来，没有见到有关报道。

（三）类黄酮化合物

类黄酮化合物是植物素中的最大成分，目前发现的类黄酮化合物已超过 6 000 多种。类黄酮化合物是使大部分蔬菜和水果具有色泽的两大原因之一。另一个原因是类胡萝卜素。在类黄酮中，最出名的是槲皮素和山柰酚。为了解释多吃水果和蔬菜给健康带来的益处，特别是防癌和防心血管疾病，近十年来，科学家把注意力转向类黄酮。

类黄酮化合物都是些强抗氧化剂，具有抗氧化和抗炎症的特性。类黄酮属于植物素多酚类的一部分。在古代中国和印度的医学中，多酚化合物常被用于保护皮肤和脑的功能，以及调控血压和血糖。把类黄酮与心血管疾病防治联系起来最明显不过的例子是法国的传统饮食。传统的法国饮食中，高饱和脂肪是一个特征。但生活在法国的居民，其心血管病发病率要比美国人低。这被称为“法国式自相矛盾”。然而进一步的研究发现，典型的法国式饮食模式除了摄入高饱和脂肪外，还包括有规律地吃不少的新鲜水果和蔬菜。水果和蔬菜中含有的众多植物营养素，降低了人体中过氧化倾向，延迟动脉粥样硬化和血栓形成。另一原因是喝红酒。法国红酒，尤其是红葡萄酒闻名世界，产量也大。法国人比其他国家的人更喜欢喝红酒。在生产过程中，红葡萄酒富集了富含在葡萄皮和籽中的多种黄酮类，如白藜芦醇等。由于这些抗氧化植物营养素，喝适量红酒有利于心血管健康，能预防心血管或脑血管疾病。这一点已被多个研究所证实。在预防心血管疾病中，这是目前学术界少有的没有多少争论的共识之一。吃黑巧克力预防心脏病则是另一个共识。可可豆是优质的类黄酮源。黑巧克力中可可的含量一般在70%以上，可可豆含有许多化合物，其中大部分是抗氧化性的，主要是类黄酮和多酚（以表儿茶素为代表）抗氧化剂。根据美国农业部的数据，对于不加糖的发酵可可，每100克中含206毫克类黄酮化合物。在黑巧克力中，类黄酮化合物的含量下降一半，而一般的牛奶巧克力只有15毫克。

2002年发表在《美国临床营养》杂志上的一篇文章，较为全面地揭示了摄入较高类黄酮水平与降低心血管疾病危险性之间的关系。研究人员把参与该项研究的10 000名对象分成3组：绝经后女性、男性吸烟者及中年男性和女性。结果发现，体内槲皮素水平越高，缺血性心脏病的发病率下降得越低，体内有着较高水平山柰素、柚皮素和橙皮素的人，心血管发病率较低。美国农业部下属的老化营养研究中心，在对有关的12个研究结果综合分析后，发表在2012年《营养评论》上的评论文章指出，大部分的研究结果对摄入类黄酮化合物量越多发生中风的危险性越低作了肯定，其中黄酮和黄酮醇这两种类黄酮与降低冠心病死亡率之间关系最显著。

目前为止，关于抗氧化剂类黄酮与心血管疾病有关的结论，基本上还停留在充分的流行病学研究和为数不多的人体试验上。真正清晰的证据还没有找到，进一步的研究是很有必要的。

(四) 矿物质

矿物质是指无机物，包括金属元素和非金属元素在内。与心血管疾病有关的矿物质有镁、钾、硒、钴及镍等。

1. 镁 镁的多种生理功能和心血管保护功能起到对抗心律失常，抑制血凝，以及将一氧化碳从冠状动脉内皮细胞中释放出来。缺镁是个公认的健康问题。缺镁常与血液电解质不平衡有关，可诱导血管收缩，增加血管内皮损伤，加速动脉粥样硬化的发生或恶化，在一系列心脏疾病中扮演重要角色。一项流行病学研究发现，生活在太平洋岛屿上的原住民，从原先以鱼和水果为主的传统饮食转变到以高脂肪、高糖类（碳水化合物）和低镁摄入饮食之后，居民中的心血管病和糖尿病发病率增加。鱼和水果都是富含镁的食品（各类鱼的含镁量见表 3-1）。有报告指出，在局部缺血性中风发生那一刻起的 48 小时内，血清镁含量与引起的神经损伤程度有关。也有报告说，在心肌梗死后的第一个小时，通过静脉注射补充镁对治疗是有效的，有利于减少心肌梗死后的病死率和致残率。又有报告说缺镁对心血管病的影响并没有那么大。不管怎样，为了维护心血管健康，每天摄入一定量的镁是必要的。在美国，每天摄入镁的推荐量是 310～420 毫克，具体多少取决于年龄和性别。在富镁食物中，除了鱼之外，优先考虑的植物性食物以黑巧克力和鳄梨为代表。黑巧克力不仅因是一种强抗氧化剂且有益于治疗心血管疾病，也是一种最好的富镁食物。除了高含镁之外，鳄梨（俗称牛油果）也高含钾、B 族维生素和维出素 K。不像椰子和棕榈果实中的油，鳄梨中的脂肪是对心脏健康特别有好处的单不饱和脂肪酸。其他高含镁的食物有杏仁、腰果、巴西果、各种豆类以及亚麻籽和南瓜籽。其中南瓜籽是一种相当好的镁来源。每 28 克南瓜籽中含 150 毫克镁，明显高于每 28 克巧克力的 64 毫克镁。也由于它含有其他丰富的矿物质（如锌）和营养素，南瓜籽早在 20 世纪 80 年代就被德国政府相关部门宣布为有益于前列腺健康和抗某些癌的营养食品。

2. 钾 钾在心跳中扮演了重要角色。钾有助于触发心跳收缩，以保证心脏每天有10万次的心跳供血到全身。在心律不齐中，缺钾可能是关键因素。2017年，美国国家卫生研究所（NIH）的一项研究发现，从饮食中摄入低水平的钾可能造成动脉硬化，这与高血压、心脏病和脑中风有关。这一发现可能有助于出现新的预防和治疗心脏病的方法。据专家估计，对于缺钾的患者来说，补充钾可降低血压10%以上，一个成年人，每天摄入钾的推荐量是2 600毫克。

一般情况下，人体不会缺钾，因为富钾的食物源很多：水果（如香蕉、橘子及草莓等）、蔬菜（如土豆、番茄等）、干果（如葡萄干、李干及海枣等）、奶制品、全谷物粮食和鱼。但在那些服用某些治疗高血压或体液滞留药物的人中，有时会出现高血清钾。目前还没有关于补充钾治疗心脏病的报道。

3. 硒 微量元素硒是一种人体必需的基本矿物质。首先，硒是一种抗氧化剂，它能增强人体免疫力和抗癌能力。这在学术上已很少有争论了。关于它在预防心血管疾病中作用至今仍无结论。2017年，中国学者发表在《微量元素医学和生物学》杂志的一篇评论中指出，补充硒对减少人体氧化紧张和冠心病炎症有正面影响，但与冠心病的发病率没有关系。

富硒的食物中，以巴西果的硒含量最高，每100克巴西果中含有近2毫克的硒。其次是各种坚果、蘑菇、不经加工的谷物和种子以及鱼类（见表3-1）。对于成年人而言，一天摄取的推荐量是400微克。

4. 铬 早期的研究把铬与胰岛素联系起来。铬在体内可调控胰岛素功能，补充铬可以改进胰岛素灵敏性。研究人员之后发现，在冠心病人的血浆中血铬水平比正常人低得多。缺铬导致脂肪和糖代谢发生问题。这可能进一步发展成糖尿病人心血管疾病的重要危险因子。

5. 钴 钴与B族维生素的B_{12}合成有关，而维生素B_{12}又与心血管健康有关。关于维生素B_{12}与心血管疾病之间的关系将在下面介绍。

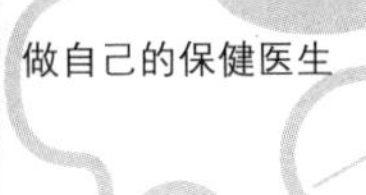

（五）B 族维生素

高半胱氨酸，是人体血液中常见的氨基酸。它是一种蛋白质在体内的代谢产物。早在 20 世纪 90 年代的研究证实，血浆中过高的高半胱氨酸水平与闭塞性心血管病、心脏病和充血性心力衰竭之间有联系。与一般人群相比，心脑血管患者的高半胱氨酸血浓度比较高，但经各种因素调节以后，这种影响变得不明显。血液中过高的高半胱氢酸水平也与高血压有关，在绝经后的妇女中特别明显。据此，曾有学者认为过高的高半胱氨酸是心脏病的一个危险因子。

体内高半胱氨酸水平高是多吃肉造成的。高水平的高半胱氨酸与血液中低水平的 B 族维生素 B_6、B_{12} 和叶酸有关，也与肾脏病有关。一项研究指出，补充叶酸后血浆中高半胱氨酸水平下降得最大。这预示补充 B 族维生素——叶酸有可能成为预防动脉粥硬化的一个途径。高剂量的叶酸、维生素 B_6 和维生素 B_{12} 一起补充，在测量动脉血管内壁上介质物厚度后发现，早期动脉粥样硬化的发展速度减慢。最新的一项研究指出，在补充 B 族维生素后，高半胱氨酸水平下降的同时，并没有减少得心脏病的危险性，但与动脉管壁损伤有关。动脉管壁损伤使动脉粥样硬化和血凝（块）形成变得容易。整体说来，迄今还没有清晰的科学证据说明补充 B 族维生素对减少心脑病的发病率有好处。尽管如此，一般医生认为，对于被认为处在患心脏病危险中的人，补充 B 族维生素是值得的，但不属于常规推荐。

为了预防血液中出现高的高半胱酸水平，建议多吃水果和蔬菜。像菠菜这样的绿叶蔬菜的叶子是最好的 B 族维生素源。

检测血液中高半胱氨酸方法并不简单，所需要的费用比较昂贵，故医生对此检测通常不做常规推荐。

（六）维生素 K

维生素 K 是一种新的脂溶性维生素，在绿色蔬菜，如菠菜、羽衣甘蓝和生菜中含量较多。饮食中摄入维生素 K 不足与增加软组织钙化和动脉粥样硬化有关。在一项涉及到年龄较大的男性和女性的研究中，发现补充维生素 K_1（叶绿醌）组与补充多种维生素组（对照组）相比，前者组中的冠状动脉钙化发展得慢。这个结果尚需进一步验证。2017年荷兰的一项研究指出，维生素 K 在心血管健康中扮演着重要角色，特别是对那些心血管疾病处于高风险和有慢性肾脏病的群体。

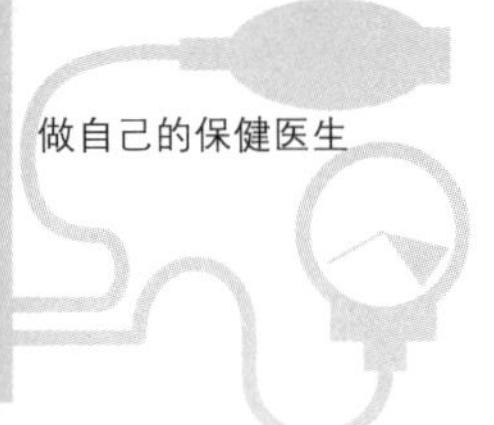

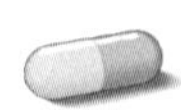

第四篇　骨与关节保健品

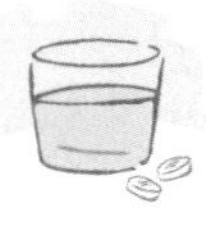

骨质疏松症与维生素 D

人的骨骼强壮与否与健康息息相关。在 30 岁以前，人的骨密度一直在增加，从而变得越来越硬，少儿的骨骼密度虽不大，但韧性柔软。在 30 岁左右，人的骨密度达到最大，此时身体最强壮。之后，不分男女，骨密度开始下降，尤其女性在绝经后，随着体内雌激素水平的下降，骨密度加速下降。有科学家估计，女性到了七八十岁时，与 30 岁时相比，其骨密度可下降 50％～60％，甚至更多。对于男性，一般下降 30％～40％或更多。年老时骨质流失，骨骼变疏松易脆，故老年人容易发生骨折。

骨质疏松中“疏”指骨骼孔隙大，有点像马蜂窝，而“松”是指不坚硬，没有弹性，度量骨骼强度的单位用骨密度。在医学上，骨质疏松症定义为相应年龄组平均骨密度与患者实测骨密度之比值（R）小于－2.5。其中 R＝年龄组平均骨密度/患者实测骨密度。年龄组平均骨密度是指一定年龄段的随机群体测到的骨密度平均值。这个群体的量很大，不是几百，应是数千或数万，若被测骨密度小于年龄段平均骨密度，得到的比值定为负值。显然，比值越负，骨质疏松症越严重，一个比值达到－6.5的病人，其症状达到“抬手拿支牙膏可折断三根肋骨”的严重程度。如比值R＝1，表明你的骨质疏松程度达到“平均值”，平安无事。另外，若被测骨密度大于年龄段平均骨密度，则这个比值被定为正值（＞1），说明你的骨质比一般人坚强。

正如人体其他器官和部件一样，骨质变得疏松也是人体老化的一种表现。但与其他部位老化相比，骨质疏松症是一种慢性病，潜移默化，患者难得有不确定部位的痛，或脚抽筋。只有当患者不经意地发生了骨折，如不小心走路跌倒，或从沙发上掉落下来等发生严重骨折，才会引起患者重视。故该病常被称为老年人的“安静杀手”，因为一旦发生骨折，容易带来残疾，给健康带来不少潜在的威胁和后遗症，甚至危及生命。因此，对骨质疏松症易发人群来说，预防显得格外重要。

构建骨骼最重要元素是钙。骨质流失的关键是钙流失——吸收进入骨骼的钙少于从骨质中流失到血液中的钙（另一种元素磷与钙常保持一定比例，均衡吸收或流失）。

骨质疏松症患者钙流失严重的原因是骨骼吸收钙难。被肠吸收的钙离子进入血液是不会直接被骨细胞吸收的，它们需要一种“媒介”或“载体”才能引领它们进入骨细胞，或者说在钙离子和骨细胞之间必须架起一座“桥梁”才能让钙离子进入骨细胞。以前有人认为，骨质流失是因为缺钙，所以预防骨质疏松症只要补充钙就可以了。这是一种不科学的想法，就单纯补充钙而言，不是个难题，富钙的食物不少，如奶制品（牛奶和乳酪）、豆制品（主要指用钙固化的豆制品）、鱼（三文鱼和沙丁鱼）以及绿叶蔬菜（如西蓝花等）。只要坚持均衡饮食，通过食用上述富钙食物，一般不会发生人体缺钙的情况。人体骨骼缺钙的真实原因在于血液中钙无法进入骨组织。

维生素D在人体中的最后代谢产物——1.25-二羟基维生素D担负起把血液中钙离子送入骨组织的重任。它就是钙离子进入骨细胞的“引领者”或“桥梁”。1.25-二羟基维生素D是个激素，它在结合血液中钙离子后把它带至骨细胞，并在骨细胞表面的受体的作用下进入骨细胞。维生素D帮助人体吸收钙的生理机制迄今已研究得很清楚，毋庸置疑。换句话说，没有维生素D，钙就不会进入骨骼组织。有关科学家研究后发现，在肠中被吸收入血的钙中，有一半归功于1.25-二羟基维生素D这个激素进入骨组织。约另一半的钙留在血液中，并没有转移到骨骼中。几年前，加拿大的研究人员称，他们开发出一种钙螯合物（氨基酸螯合物）产品，可以直接进入骨骼，无需维生素D代谢产物“引领”“搭桥”。不过这个产品既没有在市场上得到应有的响应，又没有在学术界得到认同。

维生素D主要有两种——维生素D_2和维生素D_3。前者源于植物，后者源于动物，对于哺乳动物来说，两者的生物活性几乎一样。但对于禽类动物来说，维生素D_2没有生物活性。人体本身不能合成维生素D，不得不靠从外界补充。补充维生素D最简单的方法是饮食补充。可惜的是，富含维生素D的食物不多，而且多属于动物性食物。植物性维生素D饮食源少之又少。表4-1列出了维生素D_3的饮食源。

表4-1　维生素D_3的饮食源

饮食源	100克食物中维生素D含量（单位：IU*）
鳕鱼肝油	10 000（有时高达25 000）
鲱鱼	680

* 表示一个国际单位维生素D相当于25纳克（ng）。

（续表）

饮食源	100 克食物中维生素 D 含量（单位：IU）
牡蛎（蚝）	642
鲶鱼	500
沙丁鱼	480
三文鱼（养殖）	320
鱼子酱	232
虾	172
白脱	56
鸡蛋（一只整鸡蛋）	49
三文鱼（野生）*	981±89（n=5）
三文鱼（养殖）*	249±40（n=3）
箭鱼*	447±126（n=3）
蓝鱼*	415±112（n=3）
鳟鱼*	371±63（n=3）
金枪鱼*	164±42（n=3）

* 笔者在波士顿大学工作时实测并已发表的数据。

（续表）

饮食源	100 克食物中维生素 D 含量（单位：IU）
鳕鱼*	80±14（n=3）
黑线鳕*	78±22（n=3）
蛤*	39±21（n=3）
蛤贝（鲜贝）*	33±4（n=3）
鱿鱼	8±0（n=3）

从表 4－1 看出，富维生素 D 的食物集中在各种野生的海洋性鱼类。到目前为止，还没有发现一个富维生素 D 的植物性食物。日常的食物，如谷物粮食、肉类以及水果蔬菜中维生素 D 含量微乎其微，就连通常认为维生素 D 源的鸡蛋黄，其含量也不算高。一个鸡蛋黄大约含二三十个国际单位（IU）。如果要满足一个成年人每日摄取的推荐量 400 IU（在美国，每日的维生素 D 推荐量是 400 IU，在欧洲则是380 IU），则得吃一二十个鸡蛋才能达到，而如果是不少种类的野生海鱼，只需每天吃 100 克。对于野生的三文鱼，则只需吃 50 克就够了。

补充维生素 D 最简便的方法应是服用维生素药物。在北美地区，维生素 D 的制剂——药片、胶囊及液体，均以 OTC 药物在市场上销售，在各类药店或大型超市中购买很方便。维生素 D 可以单纯形式出售，也可与其他维生素或矿物质（微量元素）以复合形式出售。大约二十年前，不少研究结果发现维生素 D 具有防癌和抗癌作用，故市场上维生素 D 销售量大增，人们每天服用的剂量也大增。一片片剂或一个

* 笔者在波士顿大学工作时实测并已发表的数据。

胶囊中的维生素 D 含量，由最初的 400 IU 增加到了 5 000 IU，甚至 10 000 IU。不过迄今为止服用 5 000 IU 或 10 000 IU 剂量没有出现任何医疗事故或不良反应。另外，维生素 D 不像辅酶 Q10 那样，目前在北美市场上的各种维生素 D 产品中基本不存在维生素 D 含量上的“短斤缺两”。作者参与了十多年前对北美市场上各种维生素 D 产品中含量测试的普查工作。结果发现，大约 90%的产品实测到的维生素 D 含量与产品商标上含量相符。

补充维生素 D 的第三个方法，也是最重要的方法是通过紫外线光照皮肤合成维生素 D。人体皮肤表皮中含有一种化合物——7-去氢胆固醇（又名维生素 D_3 原体）。在吸收紫外光中 UVB 部分（波长位于 290～320 纳米之间的紫外光）光子后，它能发生光异构生成维生素 D_3 前体。后者在体温下热异构生成维生素 D_3 而进入血液循环。在每平方厘米表皮中，7-去氢胆固醇含量约 1 000 纳克（ng），具体多少取决于皮肤类型及年龄等因素，而太阳光的紫外线又是人最容易得到的紫外光源。因此，利用太阳光照皮肤成了人类补充维生素 D 既方便又不花钱的最重要方法。据科学家们估计，人需要的维生素 D 中，约有 70%～80%是通过太阳光照皮肤获得的。加拿大的一项研究指出，一个全裸的白人成年人，在夏天中午的太阳光下光照 3 小时，这个人可得到 10 000 个国际单位（IU）的维生素 D，是每人每日推荐量的 25 倍。这是一个可观的量。20 世纪 90 年代初，在美国波士顿地区（北纬 42°）的初夏（6 月 20 日前后是一年中北半球太阳光紫外线中 UVB 最强的时间）和秋天（10 月 5 日），笔者用非活体真实皮肤在中午太阳光下光照测得了每平方厘米皮肤样品中生成的维生素 D_3 前体量随光照时间的变化（见图 4-1 和图 4-2）。图 4-1 表示，在太阳光照时，白人皮肤生成维生素 D_3 的能力（以维生素 D_3 前体表示）远比黑人皮肤强，这是因为黑人皮肤表皮中黑色素吸收掉了太阳光中太多的 UVB。黄种人皮肤表皮中黑色素量介于白人皮肤和黑人皮肤之间。故中国人在表皮中生成维生素 D_3 能力应介于上述两者之间。其次，图 4－1 也表示，不管白人皮肤还是黑人皮肤，在光照太阳光 15 分钟之内，生成的维生素 D_3 量与光照时间成线性（白人皮肤）或几乎成线性（黑人皮肤）关系，鉴于光照时间超过 15 分钟 7－去氢胆固醇的光异构生成维生素 D_3 反应容易发生副反应，且增加太阳光照时间，也会给发生皮肤癌带来较大危险性。故这“15 分钟的太阳光照时间”现在常被有关专家或学者推荐给公众作为保健强身的方法之一。不过，这 15 分钟是受光照条件限制的，这一点下面还将进一步介绍。据估算，一个身穿 T 恤衫和短裤及不带帽的白人成年人，暴露于北纬 42°夏天中午的太阳光下 15 分钟，生成的维生素 D 量在 300～600 个国际单位（IU）之间，基本上可满足美国人一天的推荐量。

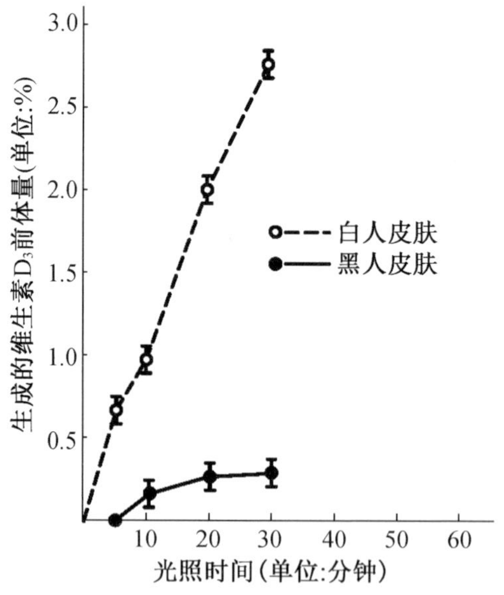

图 4－1　在波士顿地区（北纬 42°）6 月 20 日中午太阳光照下，人表皮中生成的维生素 D_3 前体量（以生成的维生素 D_3 前体量占光照前皮肤中维生素 D_3 原体量的百分比表示）

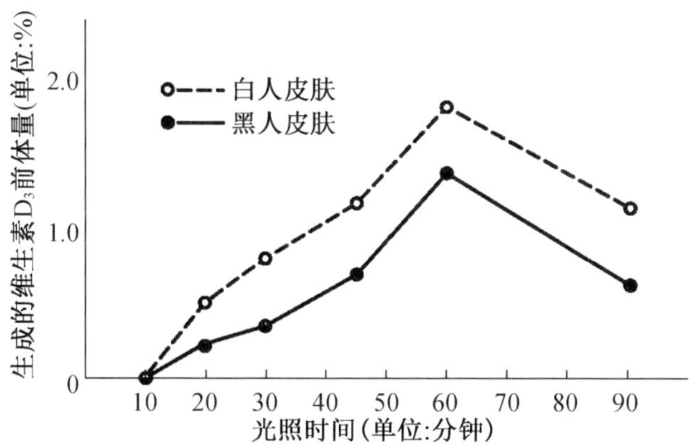

图 4-2 在波士顿地区（北纬 42°）10 月 5 日中午太阳光照下人表皮中生成的维生素 D_3 前体量（以生成的维生素 D_3 前体量占光照前皮肤中维生素 D_3 原体量的百分比表示）

由于地球环绕太阳的公转、地球本身的自转以及太阳光穿过地球上空臭氧层角度的变化，造成太阳光紫外线中 UVB 到达地球表面时强度随纬度、季节和白昼时间发生有规律的周期性变化。利用光谱仪、UVB 光强计及含有 7-去氢胆固醇乙醇溶液的安瓿瓶作为替代皮肤样品的模式，在 20 世纪 90 年代初，在波士顿地区的六月底晴朗的白天测定了每隔 1 小时的 UVB 强度和 1 小时之内生成维生素 D 前体量随时间的变化（见图 4-3）、上半年（见图 4-4）和下半年（见图 4-5）的各个月中某个晴天生成的维生素 D 前体量随一天的时间变化，可以得出以下结论。

1. 在一天之内，太阳光照皮肤生成维生素 D 的能力是呈规律变化的。从早晨 6 时开始，这个能力逐步增加，到中午 12 时左右达到最大，之后又逐渐减少。

2. 在一年之内，太阳光照皮肤生成维生素 D 的能力变化规律与一天之内变化类似。在波士顿地区，6 月底的太阳光在生成维生素 D 的能力达到最大，而在 12 月或 1 月的冬天，其能力变得最小，不到前者的 1/10。

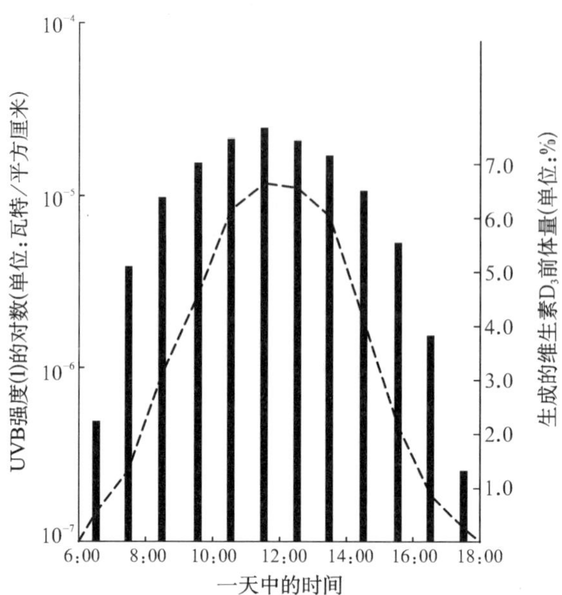

图 4-3　6 月下旬的晴朗天气下，在波士顿地区（北纬 42°）的太阳光照下生成维生素 D_3 前体量（----）随一天时间中 UVB 强度变化而变化

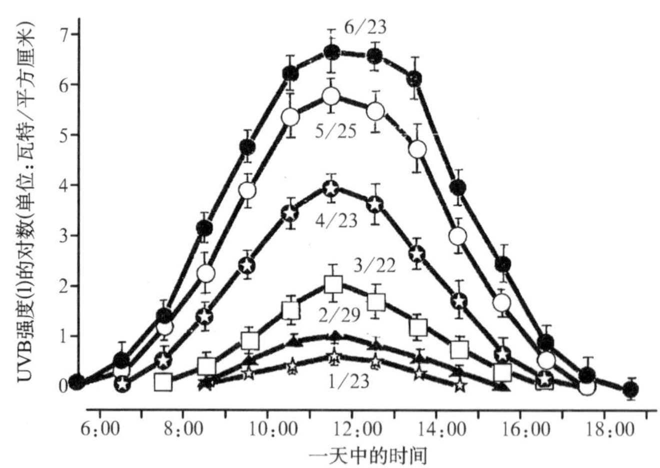

图 4-4　6 月下旬的晴朗天气下，在波士顿地区（北纬 42°）的太阳光照下生成维生素 D_3 前体量随一天时间中 UVB 强度变化而变化

（—●— 6 月 30 日，—○— 5 月 25 日，—✪— 4 月 23 日，—□— 3 月 22 日，—▲— 2 月 29 日，—☆— 1 月 23 日）

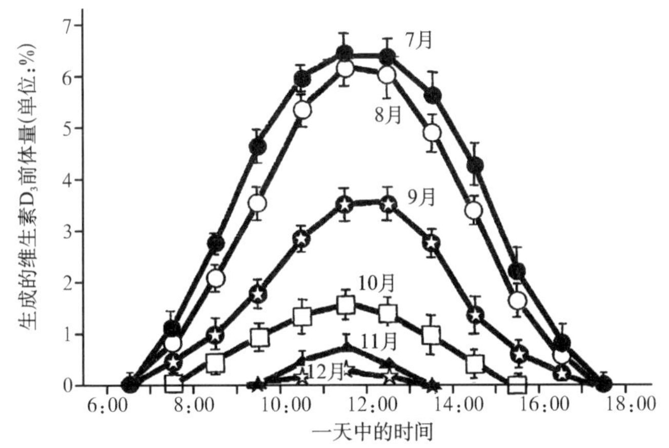

图 4－5　波士顿的下半年月份中测得的维生素 D_3 前体生成量随一天的时间变化而变化

(—●— 7 月，—○— 8 月，—✪— 9 月，—□— 10 月，—▲— 11 月，—☆— 12 月)

3. 从光照皮肤获取维生素 D 角度看，选择一天的中午太阳光是最合适和有效的。早晨 6～7 时和下午 5～6 时的太阳光，其生成维生素 D 能力已大大减少。从一年四季来说，6～7 月的夏天中午太阳光是最合适和有效的。在北美的波士顿地区（北纬 42°），12～1 月的冬天，即使是中午的太阳光，也观察不到生成维生素 D 的能力。

因此，“接受 15 分钟太阳光照”这一提法并不严格，也不够科学。因为在太阳光照下皮肤中生成维生素 D 能力完全取决于太阳光中 UVB 的强度，而后者又取决于照射的时间（见图 4－3）和季节（见图 4－4 和图 4－5）、地球纬度、海拔高度以及环境污染等因素。对于低纬度的赤道或同一纬度下高海拔的高原地区的中午太阳光，这“15 分钟太阳光照”的时间肯定要修正或缩短。反之，对于像高纬度的冬天中午太阳光，即使延长光照时间，比 15 分钟多得多，也有可能在皮肤中生成不了维生素 D。总之，要想得到某一地区合适的太阳光照时间，还应依赖实验结果加以修正。当然，即使是不能在皮肤中生成维生素 D 的太阳光照，也会给人体带来其他方面的健康好处。

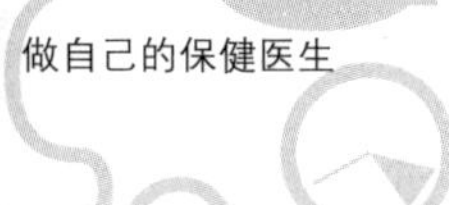

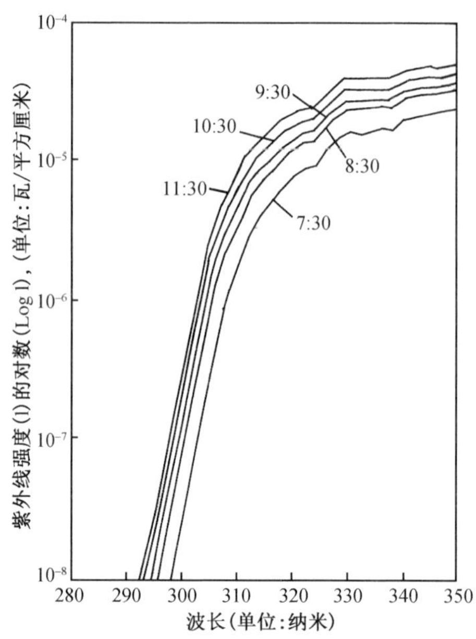

图 4-6　波士顿 6 月中旬太阳光中的紫外光谱

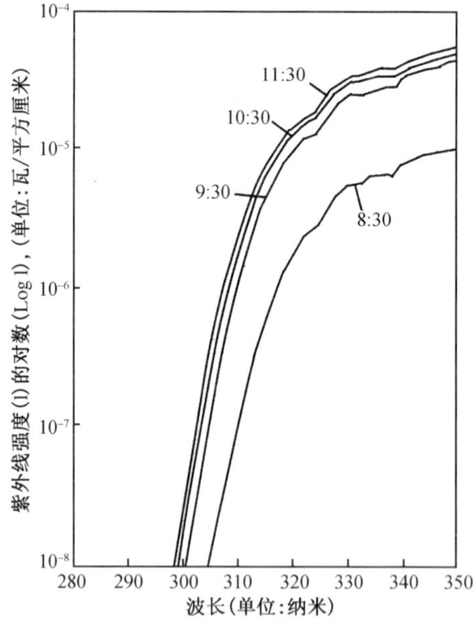

图 4-7　波士顿 12 月下旬太阳光中的紫外光谱

利用紫外线中 UVB 光照那些富含维生素 D_2 原体——表角甾醇的植物性食物蘑菇或酵母，也可以获得可观的维生素 D_2。特别是蘑菇，它本身是一种可口食物，富含其他各种营养。在北美，经 UVB 光照处理过的富维生素 D_2 的蘑菇或酵母以多种形式出现在市场上。在食用以前，把蘑菇放在太阳光或人工紫外光源下光照几分钟，就可以使蘑菇含有令人满意的维生素 D_2 量。研究表明，把 0.2 克新鲜日本花菇放在人工紫外光源下光照 2 分钟，检测到了 431 纳克（ng），约 17 个国际单位（IU）的维生素 D_2。根据北美地区成年人每天维生素 D推荐摄取量 400 个国际单位计，一个人只需食用这种用紫外线光照过的蘑菇 5 克就可满足。这是一个惊人的消息。即使不用人工紫外光源，而用合适的太阳光，保守估计，只需光照几分钟或十几分钟，食用几十克蘑菇，也能轻易达到推荐的日摄取量，国内一家大型酵母生产公司正在开发富含维生素 D_2 的酵母产品。

现代人缺乏维生素 D 的现象十分普遍。在医学上，以维生素 D 在肝内的代谢产物——25-羟基维生素 D 作为标识物，并定义每毫升血液中25-羟基维生素 D 的浓度小于 20 纳克（ng）为缺维生素 D 症。根据这个标准衡量，据报道美国人口中大约有 50%～60%是缺维生素 D 的。在 1987 年的世界维生素 D 会议上，来自中国预防医学研究院的学者透露，在中国人群中，缺维生素 D 人群达到了 70%～80%，尤其是处在高纬度的东北黑龙江省和“天无三日晴”的西南贵州省。缺维生素 D 的原因是多层次的。例如，在中国社会，崇尚“以白为美”的观念使得许多人，特别是女性，以躲避太阳光照射为目标。今天的青少年，应趁年轻有活力，多进行户外体育锻炼，增加骨密度峰值，这对人生下半生肯定多有益处。

容易缺维生素 D 的人群包括以下几种：

1. 皮肤色泽深的人；

2. 白天基本上在室内的人群，如办公室白领、因各种原因闭门不出的人、长期做夜班工作的人及长期住院的人；

3. 那些喜欢遮掩皮肤挡住太阳光的人，如喜欢用防晒剂、阳光下喜欢撑伞的人等；

4. 生活在地球上高纬度地区的人；

5. 生活在常年多阴雨缺少阳光地区的人；

6. 老年人；

7. 母乳喂养的婴儿（因母乳中维生素D含量太少）；

8. 孕妇（因胎儿骨骼生长的额外需要）；

9. 超重肥胖的人（因维生素D的代谢问题）；

10. 患过肝病或肾病的人。

老年人由于骨质流失严重和体力的原因减少户外活动，常是最需要补充维生素D的群体。鉴于老年人的吸收能力弱，药物维生素D补充也不一定见效，使用在室内的人工紫外光源是一个比较好的选择。生活在高纬度地区的加拿大人，使用室内人工紫外光源已比较普遍。

骨质疏松症形成是个漫长的过程，是几十年缺维生素D导致缺钙造成骨质流失的结果。预防骨质疏松需定期检查身体，测出血液中维生素D（25-羟基维生素D）的水平和骨密度的大小，尤其在中年以后，一旦发现问题可以及早治疗，扭转骨质的加剧流失，特别是绝经后女性。

在美国，血液中25-羟基维生素D水平检测被国家医疗机构列为第五个最常见的实验室检测项目。在60岁或60岁以上的美国老年人中，药物维生素D补充越来越多。波士顿大学医学院的维生素D专家何立克（Holick）教授，在2010年出版的一本书中估计，美国每4个60岁以上的老年人中有1个在服用维生素D补充药物，因此近一二十年来维生素D的销售量不断稳步上升。

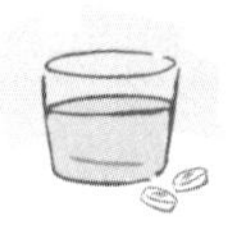

氨基葡萄糖及其他抗关节炎产品

关节是指骨与骨之间的连接部位，与肌肉、韧带一起，是人体做各种动作的关键部件，也起着支撑人体重量的重任。关节由软骨、滑液及包裹滑液的滑液膜组成，如一个密封的皮口袋那样。其中软骨处在连接关节的两根骨的顶部，犹如骨末端的一块橡胶，有弹性，起缓冲作用。滑液是关节的润滑剂，起润滑作用。

正如物品用久必会用旧用坏一样，关节在用久以后，也会有用旧用坏的情况。首先，作为缓冲的软骨层会变薄、变硬，缺乏弹性。长期的磨损使软骨组织不稳定而分解出散片，从软骨上脱落下来进入滑液。软骨流失增加了关节中骨之间直接摩擦的风险，导致关节痛，由于人体本能的自身保护作用，受磨损的骨会长出新骨（骨刺）以弥补缺失。这些发生在关节中的变化引起关节疾病，主要表现为关节痛、僵硬、肿胀、发红以及关节活动能力下降。图 4－8 为正常关节与炎症关节之间的差异示意图。日积月累，退化变质，关节内可呈现糜烂状态，像发炎一样，甚至可能影响到关节的连接组织和关节里衬。这就是骨关节炎，是关节炎中最常见的一种，老年人中发生的关节炎，大部分属于骨关

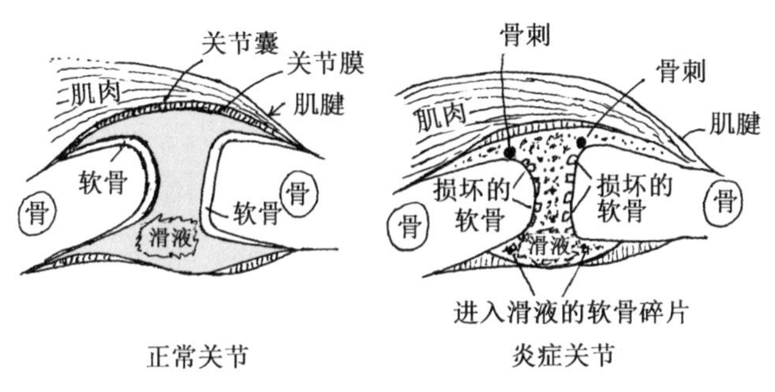

图 4－8　正常关节与炎症关节之间的差异

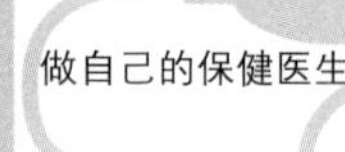

节炎。

人身上可能有的关节炎很多。除了最常见的骨关节炎之外，主要还有类风湿性关节炎、反应性关节炎、银屑病性关节炎、感染性关节炎、化脓（细菌）性关节炎、青少年突发性关节炎及痛风。其中发病率仅次于骨关节炎的是类风湿性关节炎。对于类风湿性关节炎，则是由于免疫系统错误地攻击了关节囊里衬（滑膜），使之发炎、水肿，最终导致软骨和关节内骨破坏。相比于骨关节炎患者，不少类风湿性关节炎患者发病时年龄年轻一些，如四五十岁。

近些年来，有一种理论认为，关节炎的主谋是自由基。自由基作祟攻击破坏了关节部位的组织。这种理论还不完全成熟，尚有一些争论（详见本书第二篇）。另外，还有一种酸性介质理论。该理论认为，饮食不均衡使身体变成酸性体质。酸性滑液降低了滑液的润滑效果，使软骨成分流失。而且，酸性介质容易引起钙大量流失从而失去平衡，钙平衡失调造成钙在软骨中堆积引发疼痛。酸性介质理论与自由基理论一样，迄今未被广泛接受。

关节炎是目前世界上最常见的慢性病，全球约有 3.55 亿患者。单在美国，关节炎就影响到 5 000 万成年人和 30 万儿童。如此庞大的患者群给治疗带来了挑战。遗憾的是，迄今为止还没有一种治疗关节炎的特效药。目前的治疗关节炎药物，不管是处方药物还是保健品、OTC 药物，都只是集中在释放关节炎症状和改善关节功能上。通常来说，现在治疗关节炎的药物主要有以下 3 类。

1. 止痛药物

这是治疗关节炎的常用药物，目的是镇住关节痛，但对消除炎症没有作用。对于一般的关节痛，大多会选用 OTC 药物，如 OTC 止痛药物扑热息痛（Acetaminophen）；对于比较严重的关节痛，则应服用处方药止痛剂，如曲马多（Tramadol）、羟考酮（Oxycodone）、氢考酮（Hydsocodone）。

2. 非类固醇抗炎症药物

这类药物多属于OTC药物，它们除了减少关节痛之外，还有抗关节炎症的作用。其中常用的有布洛芬（Ibuprofen），还有萘普生（Naproxen）。口服非类固醇抗炎症药物可能引起消化道不良反应，也可能会增加得心脏病或中风的概率。

3. 皮质类固醇药物

这类药物起减少炎症和抑制免疫系统的作用，但长期使用属于激素类的皮质类固醇药物不良反应比较大，如减弱人体的抗病能力等。

对其他一些不常见种类的关节炎，有时也考虑服用某些抗刺激剂、生物响应修饰剂和抗类风湿性的药物。

一般认为，关节炎与关节中软骨的减少、损伤或破坏密切有关。然而，上述的几类药物均与软骨无关，故而它们只起到了“治标不治本”的作用。对于发病率最高的骨关节炎来说，迄今还没有一个标准的治疗方法。

氨基葡萄糖（有时简称氨糖）是一种氨基糖，它天然存在于人体中，在关节和软骨中最多，且随着年龄的增长，在人体内的水平越来越低。故口服的氨基葡萄糖应是一种营养补充药物，氨基葡萄糖是软骨的主要成分，在构建软骨中起重要作用。早期的研究认为，额外补充氨基葡萄糖也许在对抗破坏软骨或再生重新构建软骨有益处。于是2000年前后，在美国市场上开始出现氨基葡萄糖产品，作为一种保健品用于治疗关节炎，逐步成为北美市场上畅销的保健品之一。在2017年，美国国家卫生研究院（NIH）下属的国家健康评估调查机构（NHIS）发布了一份有关美国人使用保健品（药物或营养保健品）的调查报告（见表4－2）。从表4－2看出，在美国成年人中，有2.6％的人在服用氨基葡萄糖类保健产品，是排名第2的常用保健品，仅次于排名第1的鱼油/欧米伽－3产品。

表 4-2 美国人服用的十大保健品排名

保健品	成年人中服用人数比例（%）	儿童中服用人数比例（%）
鱼油/欧米伽-3 脂肪酸	7.8	1.1
氨基葡萄糖/软骨素	2.6	0.7
益生菌（Probiotics）/益生元（Prebiotics）	1.6	0.5
褪黑激素（Melatonin）	1.3	0.4
辅酶 Q-10（Co Q10）	1.3	0.1
紫锥菊（Echinacea）	0.9	0.1
蔓越橘（Cranberry）片剂胶囊	0.8	0.1
大蒜补充产品	0.8	0.1
人参（Ginseng）	0.7	0.1
银杏（Ginkgo Biloba）	0.7	0.1

事实上，市场上单一的氨基葡萄糖产品销售的不多，大部分产品是以氨基葡萄糖为基本成分加上软骨素（Chondroitin）或/和二甲基砜（MSM）组成的复合保健药物销售的。软骨素和 MSM 也同样天然存在于人体中，是软骨的两种组成成分。商业上的软骨素是从鲨鱼软骨、鸡软骨或牛软骨中提取出来的，而 MSM 则主要由实验室合成。近些年来，市场上出现了一些添加了某些草药或抗氧化剂的氨基葡萄糖保健药物。这些药物已在市场上展现出强劲势头。

人体内氨基葡萄糖水平最高的部位是软骨和关节，它们在人体中以黏多糖结构形式存在，而黏多糖是关节健康所必需的化合物。早期的一些研究人员相信，补充天然的氨基葡萄糖有助于保护关节中软骨。另一些科学家指出，氨基葡萄糖通过抑制分解软骨的酶，在细胞液中起保护软骨和减少炎症的作用。炎症是导致关节软骨分解的主要原因之一。但十分遗憾的是，关于氨基葡萄糖对抗关节炎的机理迄今仍不清楚。补充氨基葡萄糖能否治疗关节炎的研究结果从一开始就不一致。大致说来，早期涉及患者数较少的小型研究结果虽然并不一致，但对氨基葡萄糖疗效持肯定态度的不少。2010 年以后，随着研究规模扩大（涉及的病人数多在几千人），情况发生了变化。尽管争论仍存在，但大部分的研究趋向于比较一致的结果。由美国国家卫生研究院（NIH）下属的国家替代医学健康中心和关节炎、肌肉、骨骼与皮肤病研究所出资 1 250 万美元，并由犹他大学医学院协调全美各地十六家大学研究中心一起进行的关于氨基葡萄糖的第一个大规模临床研究。开展这项研究的背景是美国有 2 700 万关节炎患者（其中主要是骨关节炎患者）及那些希望预防关节炎的美国人。他们迫切希望确认服用氨基葡萄糖和软骨素对治疗关节炎是否有效。研究人员把约 1 500 名（其中轻微关节痛病人 1 229 人，中等程度到严重程度关节痛患者 354 人）膝骨关节炎患者随机分成 5 个组：（1）只服用氨基葡萄糖硫酸盐的治疗组；（2）只服用软骨素的治疗组；（3）服用氨基葡萄糖/软骨素复合药的治疗组；（4）只服用止痛处方药希乐葆（Celecoxib）的组；（5）空白组（服用一种表面上看上去像服用药物一样但实际上无活性药物）。研究全过程实行双盲，即不管是研究者还是参与患者都不知道 5 个组的具体情况以及参与者属于哪个组。临床研究时间 24 个星期。在第 4、8、16、24 个星期时间点对患者进行疗效评估，检测症状及患者对药物的副作用。该项临床研究结束后公开发表的结论摘要如下。

1. 服用复合氨基葡萄糖/软骨素复合药的治疗组中，对于中等程度到严重程度关节痛的患者来说，有显著的止痛效果，即止痛减少 20%或 20%以上。与空白组的 54%比较，差异不大，故研究人员认为，这个结果是初步的，需要进一步研究才能证实。

2. 服用止痛处方药西乐葆（Celecoxib）——一种被美国 FDA 第一

个批准的非类固醇抗炎止痛药物的组中，止痛减少 70%，而空白组是 60%。也就是说，对于患有中等程度到严重程度关节痛的患者，从统计学上来说，服用西乐葆有止痛效果，但与空白组比较不算大。

3. 单独服用氨基葡萄糖或软骨素的两个组，与空白组相比没有明显差异。

4. 对于只患有轻微关节痛的患者，不管是服用氨基葡萄糖/软骨素的复合药物，还是单独服用两个药物中的一个，从统计学上来说，都没有显著的止痛效果。

总之，该项大型临床研究的结果明确告诉我们，服用氨基葡萄糖/软骨素复合药治疗关节痛，只对患有中等程度到严重程度关节痛的患者有效，且这种效果有限，尚需进一步研究证实。对于仅患有轻微关节痛的患者，则没有疗效。

哈佛大学医学院不定期出版的刊物《哈佛健康》主编科莫若夫(Komaroff)，在对 10 个独立的有关氨基葡萄糖/软骨素的研究进行分析后得出的结论是：服用氨基葡萄糖/软骨素复合药带来的止痛效果证据不足。有些研究发现，对于关节痛最严重的患者，可临时性止痛（如几个月）。之后，这种疗效消失。另外，没有发现患者服用氨基葡萄糖/软骨素复合药后有副作用。与非类固醇的抗炎处方止痛药物（如西乐葆）相比，这应是以氨基葡萄糖为主的补充药物的好处。虽然平均说来，服用氨基葡萄糖止关节痛没有太多好处，或效果不明显，但不应否认，有些关节炎患者真的从中得到了好处。这可能是因为这些患者出生时携带的基因造成的。这些基因使得他们对服用的氨基葡萄糖有较强的反应。

鉴于目前使用氨基葡萄糖治疗关节炎的科学证据不足，疗效有限，故有关专家和医生主张对使用氨基葡萄糖采取比较谨慎的态度，即如果患者的骨关节炎痛是中等程度或十分明显的，则试着服用氨基葡萄糖/软骨素 2～3 个月，如果关节痛减缓了，则有理由继续服用下去。但在欧洲情况有所不同。氨基葡萄糖是被欧洲抗风湿联盟和国际骨关节研究学会推荐给膝骨关炎患者的第一个管控药物。当然，从最近的情况来看，这种推荐并不是行之有效的。

目前美国市场上，以氨基葡萄糖为主体的产品有上百种。在如此多的产品中如何选择合适的产品，迄今为止尚未有以可靠数据支撑的氨基葡萄糖产品。表 4－3 列出了亚马逊（Amazon）网站上销售前 50 名的含氨基葡萄糖的补充药物产品，可供读者参考。

表 4－3 在美国亚马逊（Amazon）上销售排名前 50 的含氨基葡萄糖的补充药物产品

名次	产 品 名 称
1	Glucosamine with Chondroitin Turmeric MSM Boswellia (含软骨素/姜黄素/MSM/乳香的氨基葡萄糖复合配方药)
2	Glucosamine Chondroitin Turmeric Boswellia (氨基葡萄糖/软骨素/姜黄素/乳香复合配方药)
3	Doctor's Best Glucosamine Chondroitin MSM Boswellia （“Doctor's Best（品牌名，下同）” 含软骨素 MSM 及乳香的氨基葡萄糖复方药)
4	Move Free Joint Health Supplement Tablets （“More Free” 关节健康补充药)
5	Glucosamine Chondroitin Salfate MSM Curcumin-Joint Supplement with Hyaluronic Acid (含有透明质酸的氨基葡萄糖/软骨素硫酸盐/MSM/姜黄素关节炎补充药物)
6	Glucosamine Chondroitin MSM Turmeric for Hip, Joint, Back Pain Relief, Anti Inflammatory (针对髋、关节、止背痛及抗炎症的氨基葡萄糖/软骨素/MSM/姜黄素的复方药物)

（续表）

名次	产 品 名 称
7	Move Free, Glucosamine & Chondroitin Advanced Joint Health Supplement Tablets （“Move Free”新一代关节健康氨基葡萄糖/软骨素补充药片）
8	Osteo Bi-Flex One Per Day Glucosamine Joint Shied Dietary Supplement, Helps Strengthen Joints （“Osteo Bi-Flex”每天一次氨基葡萄糖关节饮食补充药物有助于强化关节）
9	Glucosamine Chondroitin, MSM & Turmeric Dietary Supplement （含软骨素 MSM 和姜黄素的氨基葡萄糖饮食补充药）
10	Puritan's Pride Double Strength Glucosamine, Chondroitin and MSM Joint Soother （“Puritan's Pride”双倍强效氨基葡萄糖/软骨素/MSM 关节镇痛剂）
11	Now-Supplement, Glucosamine & Chondroitin with MSM （即时补充的含 MSM 的氨基葡萄糖/软骨素）
12	Osteo Bi-Flet, Triple Strength W/Vitamin D （“Osteo Bi-Flet”含维生素 D 的三倍强效药物）
13	Osteo Bi-Flet, Triple Strength＋Turmeric （“Osteo Bi-Flet”含姜黄素的三倍强效药物）
14	Schiff Glucosamine 2000 mg with Hyaluronic Acid （“Schiff”含透明质酸的氨基葡萄糖，每个胶囊 2 000 毫克）
15	Kirkland Extra Strength Glucosamine 1 500 mg Chondroitin 1 200 mg （“Kirkland”超强氨基葡萄糖，每个胶囊含 1 500 毫克/软骨素，每个胶囊含 1 200 毫克）

（续表）

名次	产 品 名 称
16	Schiff Glucosamine 1 500 mg Plus MSM and Hyaluronic Acid （“Schiff”含 MSM 和透明质酸的氨基葡萄糖，每个胶囊 1 500 毫克）
17	Move Free, Glucosamine and Chondroitin Plus MSM & D_3, Advanced Joint Health Supplement （“Move Free”添加 MSM 和维生素 D_3 的氨基葡萄糖/软骨素，新一代关节健康补充药物）
18	Osteo Bi-Flex Triple Strength Caplets （“Osteo Bi-Flex”三倍强效的硬胶囊）
19	Kirkland Signature Extra Strength Glucosamine HCl 1 500 mg With MSM 1 500 mg ［“Kirkland Signature”含 MSM（每个胶囊 1 500 毫克）的超强氨基葡萄糖盐酸盐（每个胶囊 1 500 毫克）］
20	Doctor's Best Glucosamine Chondroitin MSM＋Hyaluronic Acid （“Doctor' Best”氨基葡萄糖/软骨素/MSM/透明质酸复方药）
21	Glucosamine Chondroitin MSM Turmeric 2 100 mg - 3X Triple （氨基葡萄糖/软骨素/MSM/姜黄素复合药，每个胶囊 2 100 毫克-三倍强效关节补充药物）
22	Jarrow Formulas Glucosamine and Chondroitin and MSM, Supports Joint Health （“Jarrow Formulas”氨基葡萄糖/软骨素/MSM 支持关节健康）
23	Puritan's Pride Glucosamine Sulfate 1 000 mg Capsules （“Puritan's Pride”氨基葡萄糖硫酸盐胶囊，每个胶囊 1 000 毫克）

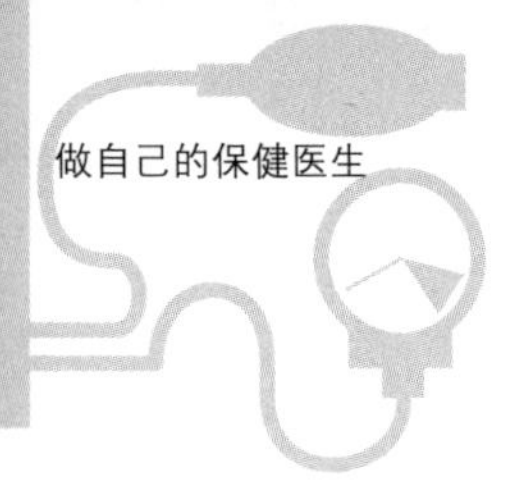

（续表）

名次	产 品 名 称
24	Nature's Way Joint Movement Glucosamine Fast Absorbing （“Nature's Way”增强关节活动快速吸收氨基葡萄糖）
25	Amazon Brand-Solimo Glucosamine Chondroitin Complex with MSM （“Amazon Brand-Solimo”含 MSM 的氨基葡萄糖/软骨素复方药）
26	Osteo Bi-Flex Triple Strength Coated Tablets Joint Health （“Osteo Bi-Flex”促进关节健康的三倍强效素涂药片）
27	Doctor's Best Glucosamine Chondroitin MSM with OptiMSM® （“Dector's Best”氨基葡萄糖/软骨素/MSM 复方药，标有品牌名 OptiMSM®）
28	Puritan's Pride Triple Strength Glucosamine, Chondroitin and MSM Joint Soother （“Puritan's Pride”三倍强效的氨基葡萄糖/软骨素/MSM 关节镇痛剂）
29	Dona Crystalline Glucosamine Sulfate 750 mg （“Dona”结晶氨基葡萄糖硫酸盐，每个胶囊 750 毫克）
30	Glucosamine Chondroitin MSM-Clinically Proven Mythocondro 43% Better Absorption （氨基葡萄糖/软骨素/MSM——临床证明植物性软骨素吸收提高 43%）
31	Doctor's Best Hyaluronic Acid with Chondroitin Sulfate, non-GMO, Gluten Free, Soy Free ... （“Doctor's Best”含软骨素硫酸盐的透明质酸，非转基因、无麸质、无大豆……）

（续表）

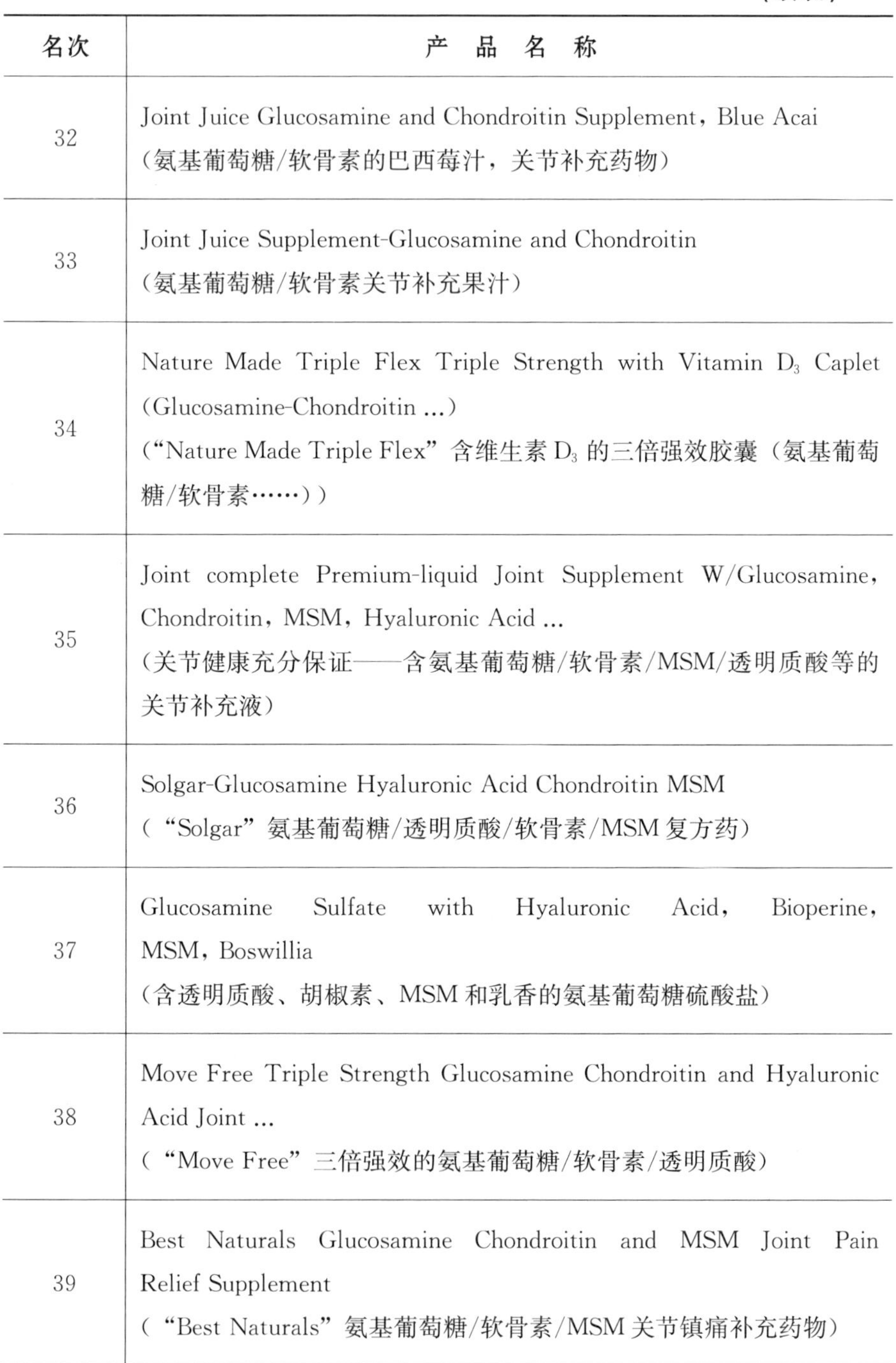

名次	产品名称
32	Joint Juice Glucosamine and Chondroitin Supplement，Blue Acai （氨基葡萄糖/软骨素的巴西莓汁，关节补充药物）
33	Joint Juice Supplement-Glucosamine and Chondroitin （氨基葡萄糖/软骨素关节补充果汁）
34	Nature Made Triple Flex Triple Strength with Vitamin D_3 Caplet（Glucosamine-Chondroitin ...） （“Nature Made Triple Flex” 含维生素 D_3 的三倍强效胶囊（氨基葡萄糖/软骨素……））
35	Joint complete Premium-liquid Joint Supplement W/Glucosamine，Chondroitin，MSM，Hyaluronic Acid ... （关节健康充分保证——含氨基葡萄糖/软骨素/MSM/透明质酸等的关节补充液）
36	Solgar-Glucosamine Hyaluronic Acid Chondroitin MSM （“Solgar” 氨基葡萄糖/透明质酸/软骨素/MSM 复方药）
37	Glucosamine Sulfate with Hyaluronic Acid，Bioperine，MSM，Boswillia （含透明质酸、胡椒素、MSM 和乳香的氨基葡萄糖硫酸盐）
38	Move Free Triple Strength Glucosamine Chondroitin and Hyaluronic Acid Joint ... （“Move Free” 三倍强效的氨基葡萄糖/软骨素/透明质酸）
39	Best Naturals Glucosamine Chondroitin and MSM Joint Pain Relief Supplement （“Best Naturals” 氨基葡萄糖/软骨素/MSM 关节镇痛补充药物）

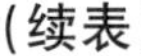

名次	产　品　名　称
40	Jocko Joint Warfare by Origin Lab-Joint Support Curcumin Supplement （“Jocko”关节对抗药，与Origin Lab（公司名）一起合作开发的含姜黄素关节补充药物）
41	Glucosamine with Chondroitin Turmeric MSM，Triple Strength Standardied 1 500 mg （含软骨素、姜黄素及MSM的氨基葡萄糖，标准的三倍强效，每个胶囊1 500毫克）
42	Nature Made Triple Flex Triple Strength Caplets （“Nature Made Triple Flex”三倍强效胶囊）
43	Nature's Wonder Glucosamine Chondroitin Triple Strength with MSM Tablets （“Nature's Wonder”含MSM的三倍强效的氨基葡萄糖/软骨素药片）
44	Glucosamine with Chondroitin Turmeric MSM Boswellia Joint Pain Relief Supplement （含软骨素、姜黄素、MSM及乳香的氨基葡萄糖关节镇痛补充药物）
45	Puritan's Pride Triple Strength Glucosamine Chondroitin and MSM Joint Soother （“Puritan's Pride”三倍强效的氨基葡萄糖/软骨素/MSM关节镇痛剂）
46	Vibrant Health-Joint Vibrant Powder，Support to Maintain and Repair Joint Health with Collagen ... （“Vibrant Health”关节激活粉末，使用骨胶原维持和修补关节的健康）

(续表)

名次	产 品 名 称
47	Jarrow Formulas N-A-G 700 mg，Supports Joints & Intestinal Function （“Jarrow Formulas”每个胶囊含700毫克N－A－G**，支持关节和肠功能）
48	Amazing Formulas Glucosamine+Chondroitin+MSM （“Amazing Formulas”氨基葡萄糖/软骨素/MSM）
49	Nature's Bounty Glucosamine Chondroitin Complex （“Nature's Bounty”氨基葡萄糖/软骨素复合药物）
50	Doctor's Best Hyaluronic Acid with Chondroitin Sulfate，non-GMO，Gluten Free，Soy Free ... （“Doctor's Best”含软骨素硫酸盐的透明质酸，非转基因、无麸质、无大豆……）

** N－A－G是指人体内透明质酸的前体，后者又是润滑关节滑液的一个成分

服用氨基葡萄糖类营养补充药物几乎没有不良反应。由于氨基葡萄糖主要是从带壳的海鲜中提取出来的，所以对海鲜过敏的人不宜服用。另外，孕妇忌用。

在市场上，非处方药的氨基葡萄糖类产品是对抗关节炎的主力军。不过，还有其他一些非处方药、营养补充剂或草药对治疗关节炎带来的痛或僵硬有益。

1. 蛋壳内膜（Eggshell Membrane）

蛋壳内膜是指蛋壳内表面一层白色薄膜的蛋白质。它被称为一种广谱营养源——富含胶原蛋白、透明质酸、氨基葡萄糖、软骨素及钙等人体所需要的营养。

蛋壳内膜的蛋白容易被人体吸收和利用，自二十一世纪以来，迅速成为一种流行的骨关节炎患者的补充药物，被称为新一代的氨基葡萄糖。美国学者勒夫（Ruff）等对蛋壳内膜有过较多的研究。早在2009年，他的一篇发表在《临床风湿病》上的论文指出，关节炎患者每天服用500毫克蛋壳内膜蛋白，在第10、30和60天时，与空白组患者相比，在关节痛和关节僵硬方面都有显著好转。2018年发表在《临床老化评论》上的另一篇论文中，他又指出，绝经后妇女服用蛋壳内膜蛋白后，对因锻炼引起的关节痛、关节僵硬和软骨破损均有益处。

对于蛋壳内膜营养补充，虽然英国、日本等国科学家也正在积极研究中，但总的来说，公开出来的研究结果不多，缺少可靠数据支撑。不过考虑到目前没有治疗关节炎的有效药物，不管是处方药物，还是非处方药物或营养药物。对于关节炎患者来说，蛋壳内膜还是值得一试。

现在市场上蛋壳内膜产品都比较昂贵。2010年左右，美国市场上的该产品销售额已达到每年8亿美元。目前，北美市场上蛋壳内膜产品主要有：Healthy Origins Eggshell Membrane，Natural Eggshell Membrane（NER），Membcell Joinhealth with Eggshell Membrane。

（注意：蛋壳内膜蛋白必须生取，即在破蛋后几分钟之内进行，蛋煮熟后再取即失效。）

2. 磷虾油

磷虾油是指从产自南极洲附近的磷虾一类小海洋生物中提取出来的油。磷虾油中丰富的欧米伽-3脂肪酸对减少关节炎症状有好处，而磷虾油中富含大量的最强抗氧化剂——虾青素，可增加人体的抗氧化能力，从而降低自由基对关节的破坏。如果磷虾油中加入透明质酸（另一种抗氧化剂，详见第二篇），则效果更好。*Life Extension* 杂志在2011年的一篇评论中说，在一项研究中，给一组患关节炎的老年人每天服用300毫克磷虾油，一个月后，致炎症的一个指标——C-反应性蛋白质的活性就下降一半。在另一个研究中，老年关节炎患者在服用磷虾油+

透明质酸＋虾青素后 3 个月，衡量关节炎严重程度的三个指标——关节痛、关节僵硬和功能损害都得到了显著的改善。在对照空白组的结果调整以后，其中 55%的患者关节痛减少，也大大超出了氨基葡萄糖——软骨素的“正面控制组”的疗效。这说明在治疗关节炎上，出现了一个比氨基葡萄糖＋软骨素更好的替代品。

以磷虾油为基础成分的治疗关节炎药品，类似氨基葡萄糖，安全性上不会有什么问题。现在的问题是迄今所做的研究不多，发表的数据较少。另外，相比于氨基葡萄糖类药物，其费用要高。

3. 草药

关于由植物性草药制成的药物治疗关节炎的报道不少。哈佛大学医学院刊物《哈佛健康》在总结了现有的临床研究基础上，推荐下面 3 种草药。

(1) 印度乳香 (Boswellia Serrata) 产品，这是一种原产于印度和巴基斯坦的能产生乳香的植物。已有的试验结果指出，每天服用 100 毫克印度乳香产品连续 3 个月的关节炎患者，与空白组相比，关节痛有中等程度的下降，关节功能也得到改善。

(2) 鳄梨—大豆未皂化物 (Avocado-Soybean Unsaponifiables)，这是由鳄梨和大豆油提取物制成的。有关的 6 项研究表明，关节炎患者每天服用 300 毫克这种产品 3～12 个月，关节炎和关节功能都能得到一定的改善，但在预防软骨破坏方面没有看到证据。

(3) 姜黄素 (Curcumin)，是姜科、天南星科植物根茎中提取的一种药用成分，它是一种强抗氧化剂。在古印度的传统医学和中医中，它被用来抗炎症，治疗一系列身体上的疼痛。现已证明，姜黄素与一些 OTC 药物或处方药物一样，能减少关节炎症和止痛，又没有许多合成药物产生的不良反应。对于姜黄素而言，吸收差是个问题。另一个问题是大剂量服用可引起胃部不适，极端情况下可引起溃疡。

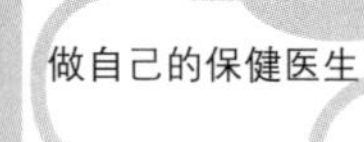

4. 其他 OTC 药物

(1) 透明质酸关节内注射 (Hyaluronan Injoints)。透明质酸用于治疗膝关节炎是指把它直接注射到关节中。一些研究指出，注射一次的止痛效果长达 6 个月以上。但也有研究称，这种止痛方法对人体有害。

(2) Wobenzym®，属于蛋白水解酶产品。它是一种生物催化剂，起支持人体代谢的作用，提高免疫力和伤口愈合能力，故有助于对抗关节炎引起的炎症、关节痛和关节水肿等。多个研究指出，该产品对风湿性关节引起的疼痛有疗效。但在不同的研究中，结果常常不一致。不过，对于风湿性关节炎患者来说，用蛋白水解酶治疗似乎还是可行的。

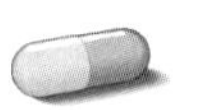

第五篇 其他保健品

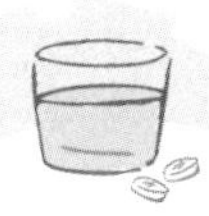

提升人体免疫力产品和防癌草药

免疫是指生物体识别和排除抗原（病原体）物质的一种生理功能，包括非特异性免疫（先天性免疫）和特异性免疫（后天性免疫）两种。非特异性免疫，意指人出生时从母体获得的免疫。一般 0～6 个月龄的婴儿不易生病，就是因为从母体获得了这种免疫。特异性免疫，其中包括自动获得性免疫。这类免疫持续时间长，往往终身有效。如患过麻疹、天花及腮腺炎可自动获得免疫，也可以通过接种疫苗人工获得。另外有一种被动获得性免疫，如注射丙种球蛋白或注射免疫血清（治疗蛇毒的血清蛋白就是一例）。

免疫系统的重要性不言而喻，几乎没有一种疾病不与免疫系统有关。病原体与免疫系统的攻防关系相当于矛与盾的关系。免疫系统主要由腺体（最主要是胸腺）、人体各处免疫细胞及担负着特殊功能的不同类别的“士兵”细胞组成。此外，许多免疫细胞还能合成或分泌某些特殊分子。在对抗外来入侵者（抗原）的战斗中，这些分子起着信使、管理和支援的作用。我们体内的免疫细胞——淋巴细胞分泌的抗体是人体免疫系统对抗病原体的第一道防线。淋巴细胞包括 T-淋巴细胞（简称 T 细胞）、B-淋巴细胞（简称 B 细胞）和自然杀伤细胞（NK 细胞）。如果第一道防线中几种淋巴细胞失效或效率不高，抗原突破第一道防线，则免疫系统不得不动用和扩大由胸腺和淋巴系统组成的第二道防线。一般情况下，由这两道防线组成的防御可使人体基本上安全无恙。怪不得现在有学者说，医学的未来是医生怎样提升患者的免疫系统去对抗各种疾病，包括癌症在内。或者说，进入医学新时代的启示可能就是提升免疫系统的功能。

然而免疫系统十分复杂，其复杂性可与神经系统相比拟。首先，免疫系统涉及到众多不同类型的细胞，且这些细胞对微生物（抗原）的响应又是多种多样。当某种外来入侵者（抗原）侵入人体时，哪些免疫细胞的免疫应答有增强，增殖了多少数量，迄今为止科学家们尚无法回答这些问题。其次，精确说来，免疫系统属于一个系统，不是单一实体，为了更好地发挥它的功能，它需要平衡和协调，如果免疫功能过强，会使免疫系统发生功能紊乱，引发免疫细胞攻击人体自身的健康细胞，造成自身免疫疾病，如 1 型糖尿病、红斑狼疮、类风湿性关节炎等。对此，科学家们了解得仍很少。又如，免疫力与年龄有关。免疫响应能力随年龄的增长而下降，这是造成老年人比较容易感染和发生癌症的重要原因，特别是 65 岁以上老年人死于肺炎的主要原因。为什么发生这种情况？有些科学家认为，这与老年人 T 细胞数目下降有关，而引起 T 细胞下降又与胸腺随年龄增长而逐渐萎缩有联系，也有科学家认为，这可能与年龄增长时骨髓产生的干细胞减少分不开。总之，随着年龄增长究竟发生了什么导致免疫力下降，还没有明确结论，或者说目前知道得还很有限。

尽管现在我们对免疫系统的工作原理了解不多，但对如何强化和提升免疫系统功能上所做的研究还是不少，提升免疫系统功能的方法归结为以下几个方面。

（一）选择健康的生活方式

在强化免疫系统功能上，首先考虑的是选择健康的生活方式，包括多吃水果和蔬菜、有规律的体育锻炼、不要吸烟和过度饮酒、保证充足的睡眠时间以及控制体重。

（二）控制紧张

我们知道，人具有社会特性。古人为了生存和获得精神支持，他们相互依存。不幸的是，工业文明的出现破坏了这一点，滋生了社会隔离和紧张，由此产生的精神紧张不同于古人的紧张。现代人经受的紧张是长期的慢性紧张。例如，担心工作做得不好，或忧虑与上级关系，或害怕失业等。处在长期紧张状态的人，能产生像肾上腺素和氢化可的松这样的减弱免疫功能的紧张激素，故有学者称精神紧张是现代社会人类健康的公敌之一。相反，采用松弛疗法等控制紧张，或保持乐观态度减少紧张，都有助于人体细胞产生某些神经性传递信息的分子，如血清素、多巴胺及松弛素。这些在放松愉悦时分泌出来的分子，在科学上现已被证实都能强化免疫系统功能。

（三）补充某些维生素和矿物质

通过补充某些维生素和矿物质提高免疫力，似乎是一种比较简单的方法。这些维生素，主要是维生素 C、维生素 D 及维生素 B_{12} 和维生素 B_6。矿物质主要是锌（Zn）和硒（Se），尤其是锌。

免疫系统的几种细胞，特别是吞噬细胞和 T 细胞，在发挥它们的免疫功能时都需要维生素 C。所以一直以来，为了提高患者的免疫力，尽快从炎症一类疾病中恢复健康，医生都建议患者服用维生素 C，或者劝导患者食用富含维生素 C 的水果和蔬菜，如柑橘类水果（橘子、柠檬及酸橙等）、猕猴桃、柚子及各种绿色蔬菜。另外，番茄、甜椒、高丽菜和西蓝花等蔬菜中维生素 C 含量也相当丰富。微量元素补充与免疫系统响应有关。现已证实，补充微量元素有助于对抗感染和帮助伤口恢复健康。如有研究指出，在出现感冒症状 24 小时之内，服用补锌药物可能有助于减轻症状的严重性。但是还没有研究表明服用补锌药物的最佳剂量、配方及服用时长。富锌的食物有牡蛎（特别高）、牛肉、蟹及龙虾，其次是鸡肉、奶酪、芸豆、腰果及杏仁。一段时间以来，补充维生素 C 和锌是否真的能提高免疫力这个令人感兴趣的问题存在争议。2019 年，由美国排名领先大学的医学中心的专家组成的健康顾问团队报告说，参与人数更多的有关补充维生素 C 和锌的随机介入试验证实，服用维生素 C（高达每天 1 克）和锌（高达每天 30 毫克），可以改善包括普通感冒在内的呼吸道感染的症状，缩短患病时间，而且还会减少发病率，改善肺炎、疟疾和腹泻等传染病的预后效果，尤其对发展中国家的儿童疗效显著。

B 族维生素中 B_{12} 和 B_6 有管控细胞分裂和生长的作用，维生素 B_{12} 缺乏时可能不利于白细胞生长，而维生素 B_6 是免疫系统的重要组成部分。维生素 B_6 对支持免疫系统的免疫反应攸关重要，也就是说，B_6 缺乏会导致白细胞面对外来入侵抗原时的免疫响应降低。维生素 B_{12} 和维生素 B_6 在市场上单独出售，或与其他维生素和矿物质一起制成复合药物出售。天然富含维生素 B_{12} 源包括鱼、肉、蛋、牛奶及其他奶制品。植物性食物中一般不含维生素 B_{12}，富 B_6 的食物源是动物肉和鱼，但未加工的谷物、蔬菜、蛋及大豆也是很好的食物源。

把维生素 D 与提升免疫系统功能联系起来的历史并不长。一些研究指出，在增强免疫系统功能过程中，维生素 D 所起的作用是“武装”T 细胞，使后者在抗感染斗争中发挥更大的作用，或者说，维生素 D 起活化 T 细胞的作用。虽然这方面的研究还是初步的，尚需进一步研究，例如体内什么样的维生素 D 水平会影响到人患病的敏感性，但维生素 D 对保持身体健康的重要性这一作用还是清晰的。

（四）服用草药

草药治病已有数千年的历史。在古代中国、古印度、古巴比伦、古埃及、古希腊及古罗马，利用草药治病都有详细记载。草药治病最吸引人的是价格便宜，可广泛使用。据估计，世界上具有药用价值的天然植物有 7 万余种。这些植物要么天然存在，要么人工栽培，比较容易得到。到了近代，由于天然药物化学的发展，研究人员从天然存在植物中的化合物得到启发，开发出不少新的药物。这是草药的另一个贡献，20 世纪 50 年代开始的抗癌草药研究就是一例。

现在，植物性草药已被广泛应用于止痛、麻醉、消炎及抗癌等，治疗包括皮肤病、心血管疾病、肠胃病、呼吸道疾病在内的各种疾病及激素替代疗法。而且，草药的治病潜力还在不断增长。全球年草药销售额已达几百亿美元，其中欧洲是目前世界上草药用得最普遍的地方。

发生炎症是一个人免疫力低下的表现，得不到控制的炎症是造成许多疾病的主要原因，如过敏、心血管疾病、代谢综合征、癌症、自身免疫病。虽有一系列的抗炎药物（类固醇药物、非类固醇药物、各种抗菌素及免疫压抑药物），可控制和减少炎症危机，但在使用过程中都存在不良反应的问题。任何用药的目的均是为了用最合适的剂量达到最大的疗效。利用草药抗炎症为我们提供了一个天然抗炎症方法，不仅增加了药物响应还使副作用降到最低成为可能。草药抗炎症是通过改善与白细胞有关的淋巴管和淋巴结的功能实现的。

根据美国草药学院学者的观点，消炎草药可分为三大类：免疫刺激剂草药、免疫调节剂草药和抗微生物草药。

1. 免疫刺激剂草药。通过刺激白细胞活性达到短期治疗急性感染效果，属于这类草药的有贯叶泽兰、紫雏菊、大蒜头、日本金银花、铜锤草、龙须草（即松萝）等。免疫刺激剂草药通常只短期使用，否则可能引起过度刺激导致病情恶化，或引发自身免疫疾病，对于热性体质的人尤甚。

2. 免疫调节剂草药。与免疫刺激剂草药相比，它们的作用比较慢，但效果也比较长，对人体起到平衡作用，属于免疫调节剂草药的有南非醉茄（即印度人参）、黄芪、党参、西伯利亚人参、圣罗勒（即零陵香）、西洋参、甘草、茯苓、女贞、灵芝、红景天、香菇、喜来芝、五味子等。从治疗角度来说，这些草药适用于免疫力低下的人，当人的免疫系统过度活跃时，如出现过敏或自身免疫疾病时也可以用这类草药。乍一听，该类草药的这种两重性似乎不可相信，但考虑到每种草药复杂化学成分带来的免疫协同作用，以及免疫调节剂草药给内分泌和神经系统带来的平衡协调作用，则对此也是可以理解的。

在商业上还有免疫滋补剂草药一说，但这不是科学名词，在分类上它属于免疫调节剂，它在调节、平衡免疫系统作用上可以做得像免疫调节剂草药一样好。

3. 抗微生物草药。含有对抗细菌、病毒及霉菌等微生物（抗原）的化合物。它们虽属于同一类草药，但不同的草药对抗的微生物是不同的。例如，一种草药只对细菌有作用，而另一种草药对病毒和细菌都有作用。故究竟选用哪种草药对抗微生物，取决于病人的微生物感染属于哪种类别。属于抗微生物的草药有日本金银花、鱼腥草、熊果（又称熊莓）、香蜂草、黑胡椒粉、金盏花、红辣椒粉、苹果菊（又称甘菊）、中国黄芩、桂皮（又名肉桂皮）、丁香、五福花、桉树、鼠尾草、蒜、姜及金印草。

市场上另有一些增强免疫力的产品，如益生菌（Probiotics）、蜂胶（Propolis）、L-半胱氨酸（N-acetyl L-Cysteine）、复方感冒药（Cold Snap，一种由 20 多种草药配制而成的美国感冒药）、儿童感冒糖浆（Umcka，一种对抗感冒的德国产品）以及不少的氨基酸或核苷酸的营养补充药物等，这些产品虽在市场上占有相当份额，但它们要么不属于草药，要么不属于初级草药产品。更重要的是，迄今仍缺少对这些产品的学术疗效评论，故这里不作进一步介绍。

由于草药在防病和治病中有着独特的优势，它越来越受到消费者的青睐。根据 2017 年美国政府有关部门所作的保健品使用调查报告，美国人服用的十大药物补充保健品中，草药就占了 5 种，即第 6 名的紫锥菊、第 7 名的蔓越莓、第 8 名大蒜、第 9 名的人参及第 10 名的银杏（详见表 4-2）。

把草药与防癌、治癌联系起来，是一个令人感兴趣的话题。尽管就目前来说，这方面的研究还处于实验室阶段，尚没有找到两者之间的直接证据，但这一领域的研究十分活跃，尤其在发展中国家，其关于植物源抗癌药物的研究始于 20 世纪 50 年代。截至 2019 年，有报告说，已发现具有抗癌性质的草药有 3 000 余种，利用草药抗癌体现在以下 5 个方面。

1. 防癌。由于防癌草药资源丰富，价格便宜，不良反应小，故可长期使用，这对那些家族有癌症史的人来说显得特别重要。

2. 预防癌症复发。即对那些经治疗后已恢复正常的癌症患者来说，服用草药是预防复发的不错选择。

3. 如前所述，许多草药具有增强免疫力的功能，这有助于预防癌。

4. 不少草药有减少传统治癌方法——化疗和放疗带来的不良反应的效用。

5. 当癌症晚期传统治癌方法失效时，服用草药可能成为可供选择的替代疗法。

为了更好地了解这方面的研究情况，下面将介绍几个重要的有关草药抗癌的学术评论。

1. 伊朗学者在收集了 228 篇公开发表的论文并仔细研究后，于 2017 年在《循证补充和替代医学》上发表了一篇评论，对 36 种草药提取物逐一给予介绍评论，36 种草药包括蓍草（一种伊朗草药）、葱、大阿米芹、阿米芹、洋艾、黄芪、东方铁线莲、白骨壤（又名海榄雌）、齿叶乳香、茶、药西瓜、藏红花、姜黄、阿魏、洋甘草、西西里拉格菌（一种益生菌）、独行菜、紫苜蓿、香桃木、黑枯茗、油橄榄、骆驼蓬全草、酸浆（又名锦灯笼）、扁蓄（又名扁竹）、罗莎大马士革、水飞蓟、红豆杉、百里香、葫芦巴、大荨麻、玫瑰红、长春花、姜等。这些草药的共同特点是，它们都具有抗氧化性，起到抑制DNA受损的作用。伊朗学者论文中涉及到的抗癌植物营养素有生物碱、酚及单萜等，包括长春碱、长春新碱、姜黄素、乳香酸、伞形花素、槲皮素、葫芦素、山柰酚（又名百蕊草素Ⅲ）、百里香酚、香芹酚、α-蒎烯及β-谷甾醇等。

2. 中国学者于2013年在《循证补充和替代医学》上发表了一篇评论，对草药在癌症患者治疗过程中的应用作了比较详细的介绍。作者指出，许多临床研究结果表明，存在于各种草药中的有效成分——植物营养素，在提高癌症患者成活率、调节病人的免疫系统和改善病人的生活质量上有正面效用，常与常规治癌方法结合起来治疗各种癌。例如，对于治疗乳腺癌，则有异黄酮（Isoflavone，又名金雀异黄素，广泛存在于各种豆类，如大豆中）、生物碱（Alkaloids，天然存在许多植物中的一类有机化合物）、香豆素（Coumarins，天然存在于植物中的一类芳香族化合物）、黄酮类化合物（Flavonoids）、多酚（Polyphenols）、萜类化合物（Terpenoids）、醌（Quinone）及青篙琥酯（Artesunate）。对于前列腺癌，相应的植物营养素有没食子儿茶素-3-没食子酸酯（Epigallocatechin-3-gallate，EGCG）、大豆异黄酮（Soy Isoflarones）、黄芹素及黄芹苷提取物（Baicalein and Baicalin）、番茄红素（Lycopene）以及一些未加工的草药、pe-SPES（美国的一种由多个草药组成的复合药剂，专用于治疗前列腺癌）、菊花等。对于肺癌，相应的草药有桔梗、蔷薇、漆树、唇形花、百部、菊和十字花科蔬菜。

3. 2019年，斯里兰卡学者发表在《沙特医学年鉴》的一篇评论指出，植物中天然存在的许多化合物——植物营养素是一种良好的抗癌药物源，发挥着巨大的抗癌作用。过去几年，药用植物营养素常被用于开发合成含有不同结构参数的新的抗癌药物。据估计，现在所用的抗癌药物中超过60%来自天然存在于植物中的植物营养素化合物。这些植物素包括黄酮类化合物、酚类化合物、萜类化合物、生物碱及某些含硫化合物。

4. 印度学者 2019 年在《美国民间医学》上发表的评论强调，在癌症治疗中，目前只有化疗和放疗有时会成功，但也带来了许多不良反应。对此，非常需要一种较少毒性的替代性癌症药物，而带有抗氧化剂活性和抗癌作用的药用植物有可能完全抑制癌症。从 20 世纪 60 年代末以来，已从植物中开发出 4 种目前在临床上使用的天然抗癌药物。

（1）长春新碱（Vincristine）。一种从夹竹桃科植物长春花中提取出来的生物碱。

（2）长春花碱（Vinblustine）。由夹竹桃科植物长春花中提取出来的抗癌药物，能干扰人体合成蛋白质。

（3）喜树碱（Camptothecin）。商业上又名伊立替康，是一种治疗结肠癌的新药，属于以喜树碱为先导化合物发展出来的一种衍生物。

（4）紫杉醇（Taxol）。从太平洋紫杉树的树皮中提取出来的最好的抗癌化疗药物，现被广泛用于治疗乳腺癌、卵巢癌、某些头颈癌和肺癌。

5. 美国新泽西州立大学药学院于 2012 年在《抗癌药物化学》上发表了一篇有关天然植物营养素防治癌症的评论。该评论指出，利用天然植物营养素化合物预防癌症，依然是预防、阻抑、推迟癌症发生或治愈癌症的有效对策。美国新泽西州立大学药学院估计，现在在美国的癌症患者，约有 50%～60%的人在使用植物不同部分制成的药剂或营养品。它们或者单独使用，或与传统的治疗方法，如化疗或放疗一起使用，这些用于预防或治疗癌症的天然植物素包括：

（1）芹菜素（Apigenin）。一种来自欧芹、芹菜及甘菊这类蔬菜中的黄酮类化合物，被认为是一种预防癌病变和对抗化疗副作用的优秀药物。

（2）姜黄素（Curcumin）。来源于姜黄。

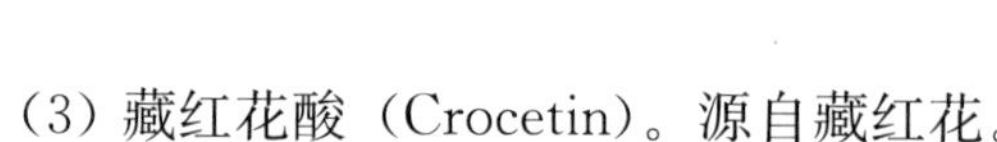

(3) 藏红花酸(Crocetin)。源自藏红花。

(4) 花青素(Cyanidins)。一种广泛存在于植物中的色素，如葡萄、北欧洲兰莓、黑莓、蓝莓、樱桃、山莓(又名覆盆子或悬钩子)、蔓越莓、接骨木果、山楂、洛根莓、巴西莓等。

(5) 二吲哚甲烷(Diipdolylmethane，DIM)/吲哚-3-甲醇(Indole-3-Carbinol，I3C)。I3C可在如西蓝花、花椰菜、羽衣甘蓝和芥菜中找到，而DIM是I3C在胃酸性环境下的消化衍生物。研究结果表明，DIM对乳腺癌、前列腺癌和卵巢癌有抗癌作用。

(6) 表没食子儿茶素没食子酸脂(EGCG，Epigallocatechingallate)。EGCG是绿茶中最丰富的儿茶素化合物。越来越多的证据表明，EGCG有助于治疗脑癌、前列腺癌、子宫颈癌及膀胱癌。

7. 漆黄素，又名非瑟酮(Fisetin)。来自于草莓及苹果。

8. 金雀异黄素，又名染科木黄酮(Genistein)。一种异黄酮原体，源自大豆、扁豆及蚕豆等。

9. 姜辣素，又名姜酚(Gingerol)。鲜姜中的活性成分。

10. 山萘酚(Kaempferol)。源自茶、西蓝花和柚子。

11. 番茄红素(Lycopene)。源自番茄、胡萝卜、西瓜和红木薯，对前列腺癌有预防作用。

12. 苯乙基异硫氰酸酯(PEITC，Phenethyl Isothiocyanate)。源自西洋菜、西蓝花、卷心菜等十字花科蔬菜，在对抗如皮肤黑色素瘤等多种肿瘤上有非常强的活性。

13. 白藜芦醇(Resveratrol)。一种天然酚，源自红葡萄皮、花生及其他水果。

14. 迷迭香酸(Rosmarinic Acid)。因首次提取自迷迭香而得名，在许多烹饪香料和草药中能找到，如柠檬香脂、胡椒薄荷、鼠尾草、百里香。

15. 莱菔硫烷，又名萝卜硫素(Sulforaphane)。属于一类有机硫化合物，源自十字花科蔬菜，如西蓝花、卷心菜。

16. 三萜化合物（Triterpenoids）。来自水果的类酯涂料及一些医用草药。

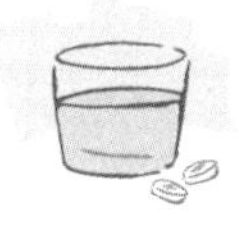

减肥非处方药

一个人身上有大约37.2万亿个细胞。这些细胞犹如一个生产车间或小型工厂，它们的活动与人的生命息息相关。它们像任何一个车间那样，时刻都需要供能，以完成各种生物化学反应。

众所周知，能量来自我们每天吃下去的食物和通过呼吸进入人体的氧气。我们每天摄取的食物，在氧的参与下通过细胞中的线粒体，转化为细胞活动所需要的能量（热量）。例如，我们吃下去的碳水化合物在体内代谢成葡萄糖成为提供给大脑细胞和肌肉细胞活动的主要能源。我们从食物中摄取的基础供能物质——碳水化合物、蛋白质和脂肪，在体内经代谢后都能产生能量（热量）。其中1克碳水化合物（淀粉）产生约4千卡，1克蛋白质也是约4千卡，但1克脂肪则是9千卡，比碳水化合物和蛋白质高了一倍以上，这就是“脂肪难饥”的原因。另外，维生素、微量元素、纤维素等微量营养素，提供给人的能量（热量）十分微小。

能量的基本单位有焦耳、卡路里。1克纯水提升1℃所需要的能量（热量）为1个卡路里。“卡路里”是英译名，简称“卡”。1个卡路里能量等于物理学上的4.18焦耳，也常用“卡”的1 000倍的单位——“千卡”或“大卡”。在食品工业上，把一个“千卡”或“大卡”称为一个食品千路里，简称一个卡路里。

为了满足身体各器官和组织细胞的正常运行，即维持人正常生活究竟需要多少千卡呢？这与人的性别、年龄、身高和体重、从事职业、生活习性、性格及特长等有关。可以想象，一个 20 岁上下活泼好动的年轻男子与一个七八十岁行动迟缓的老者，一个 8 小时扛包的码头工人与一个整日在计算机旁工作的程序员，他们每天需要的能量差异是显而易见的。不过，科学家们还是计算出，成年男性每天维持生命需要的能量约是 2 500 大卡，成年女性则约是 2 000 大卡。显然，这仅是个平均值，只具有相对参考意义。具体落实到特定的人，则差别可以很大。总之，要想准确得到每一个人为维持生命每天所需的能量是件几乎不可能做到的事。有学者指出，一个简单的方法可以让你知道每天大概需要多少能量，即控制在每日三餐之前出现有饥饿感，说明你吃的食物所对应的能量就是你每天所需要的能量。

对于大多数人而言，希望保持体重不变，就涉及到能量平衡问题。能量平衡是指一个人从食物中得到的能量与这个人活动所付出的能量处于平衡。很明显，摄取的能量并不是决定体重大小的唯一因素，还与从事的职业、生活环境、遗传基因、食物在体内代谢情况以及生活习性等有关。若人体吸收的能量大于人体所消耗的能量，则引起体重增加，反之，体重减少。

衡量一个人是否超重或肥胖，现在普遍采用世界卫生组织在 1997 年公布实施的人体质量指数（或称身高体重指数）BMI。人体质量指数 BMI 被定义为 $BMI=W/L^2$，其中 W 表示以千克为单位的体重，L 表示以米为单位的身高。

根据 BMI 的大小，人的体重情况分为 6 个等级，具体如下。

1. BMI＜18.5，体重过轻；
2. BMI 18.5～25.0，正常体重；
3. BMI 25.0～30.0，体重过重；
4. BMI 30.0～35.0，一般肥胖；
5. BMI 35.0～40.0，二级肥胖；

6. BMI>40.0，三级肥胖。

因国情的不同，各国在世界卫生组织定义基础上作一些修改。例如，亚洲人 BMI 较低时易出现健康问题。

由于腹部脂肪或内脏器官中脂肪多少与心血管病有着强烈的相关性，故现在有观点（主要来自临床医生）认为，用人的腰围与臀部之比来衡量体重是否超重或肥胖更合适。

体重超重和肥胖是两个不同的概念。超重除了体内过多脂肪和水份外，也有可能是因为骨骼较大或发达的肌肉。但肥胖不一样，肥胖主要是指身体有超重的脂肪。

体重超重，特别是肥胖，并不是好事。且不说它给人带来负面的印象以及降低生活质量，更重要的是，它会严重危及健康。越来越多的科学证据表明，肥胖与得心血管病、2 型糖尿病、胆结石、呼吸疾病及某些癌症密切相关。对于社会而言，肥胖会使一部分人部分或全部丧失劳动力。在物质不够富裕的年代，肥胖不是个问题。但现代社会不同，尤其在发达国家和比较发达的发展中国家，人们生活水平提高了，日常消耗能量大的体力活动却越来越少了，这就导致能量的“摄取”和“消耗”失去平衡。久而久之，那些控制欲望薄弱者，自然而然走进了肥胖的行列。有人指出，纵观 20 世纪三四十年代的纽约街头匆匆行走的人，很难看到一个大腹便便的人。现在截然不同了，无论在美国哪个城市，随处可见那些体重超重或肥胖的人。据报道，在美国，体重超重或肥胖的人占了人口的 70%，其中肥胖占了 30%以上。更有报道称，美国 2/3 的成年人和 1/3 的青少年是超重和肥胖的。有学者指出，肥胖已成为一大社会问题，甚至可能是 21 世纪人类的健康大敌之一。

减肥所遵循的基本原则是从饮食中摄取的能量少于人体维持正常运转所消耗的能量，即吃下去的食物能量比人体每天需要消耗的能量要少。为做到这一点，可以减少从食物中摄取能量（少吃），也可以增加人体所消耗的能量。对于前者，主要是指实行减肥饮食模式，根据有关专家学者的建议，减肥饮食大致包括：

1. 强制性地适当限制食量——少吃，特别是碳水化合物，即缩减饮食中糖和淀粉的摄取量；

2. 尽量避免含糖饮料和果汁；

3. 多喝水，特别是在进餐前半小时多喝水；

4. 多吃可溶性纤维素食物，这容易增加饱腹感；

5. 放慢进食速度，以减少食欲和摄入量；

6. 喝咖啡和茶；

7. 早餐多吃高蛋白食物，如牛奶、鸡蛋；

8. 少吃精加工食物，多吃未经加工营养结构未被破坏的食物；

9. 少吃零食，特别是含糖和淀粉性零食。

增加人体所消耗的能量，主要是指进行体育锻炼或体力劳动。不管是锻炼还是劳动，其效果是一样的，每天有规律地 20～30 分钟的跑步或快走等有氧运动，是一种消耗能量的上佳方法。当然，其他锻炼也是可以选择的。太极拳、瑜伽、按摩等能促进新陈代谢、增加消耗能量活动，也不失为一种减肥方法。

无论是遵循一个健康的减肥饮食模式，还是养成定期有规律的体育锻炼或体力劳动，要想达到减肥目的不容易。减肥是一个缓慢过程，需要的是毅力，因为它要克服之前长期形成的不良习惯和各种负面的欲望。对此，许多想要减肥的人，自然而然地把减肥的目光转向减肥药物（包括处方药物和 OTC 药物）、减肥的饮食补充产品及草药，希望简单地服用这些药物或产品就能达到减肥目的。不管是哪一种减肥药物，减肥的原理不外乎是降低肠道对常量营养的吸收或减少食欲（增加饱腹感），或增强新陈代谢，特别是脂肪代谢（“燃烧”脂肪）。

目前为止，减肥的处方药甚少。20 世纪后期以来，尽管美国不少药物公司对生产减肥药物表现出很大热情。但直到今天，在北美市场上也只有 5 种减肥处方药物。表 5－1 列出了目前市场上已有的经美国食品和药物管理局（FDA）批准的 5 种减肥处方药物。

表 5－1　北美市场上的减肥处方药物

名　称	品牌
奥利司他，俗称排油丸 （Orlistat）	Xenical，或 Alli（阿利）
氯卡色林 （Lorcaserin）	Belvia
复方芬木明-托吡酚 （Phentermine -Topiramate）	Osmica
复方环丙甲羟二羟吗啡酮-安非他酮 （Naltrexone-Bupropion）	Contrave
利拉鲁太 （Liraglutide）	Saxenda

注：上述 5 种减肥处方药中，只有奥利司他（或阿利）是经中国国家药物监督管理局批准的。

这些减肥处方药上市以后，普遍反应不佳，销售不理想。其原因除了价格太贵之外，还有比较强的不良反应，对心血管系统和消化系统带来不良影响。安全性上的问题时有报道。可以说，与这些减肥处方药问世以前相比，消费者们失望了。

减肥处方药的活性成分都是由一种或两种通过人工方法化学合成的化合物组成，相对而言副作用自然较大。于是，有关生产厂家陆续开发出一些非处方减肥药——OTC 减肥药。OTC 减肥药有一个共同特点，即成分众多，少至几种，多至几十种，其中包括饮食补充品、维生素和矿物质、草药和植物提取物以及某些有机或无机天然化合物。相比处方减肥药，OTC 减肥药具有容易制得、价格低廉、容易为一般公众所接受、减肥效果不一定比减肥处方药差但副作用通常要小的特点，故

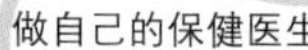

OTC减肥药受到了减肥人士的青睐。

目前市场上OTC减肥药很多，而且OTC减肥药不会像处方减肥药物一般受到政府有关部门的监控。现在美国市场上众多的OTC减肥药物中，只有阿利（Alli）得到美国食品和药物管理局（FDA）的批准。基于这种情况，想要减肥的人面临的不是市场上缺少大众认可的OTC减肥药，而是如何去选择既有效又安全的药物。对于减肥者而言，安全问题似乎更突出。不时有报道说，年轻女性减肥失败，食欲丧失，“骨瘦如柴”，甚至导致死亡。这是减肥不当的惨痛教训。相对于减肥处方药，虽然绝大多数OTC减肥药中添加了冠以“自然”的补充食品或草药，但其安全性还有待确认，因为通常针对某个OTC减肥药的安全性所做的临床研究不多。有的OTC减肥药物虽在上市时宣称有临床研究证明，但不提供有关临床研究的详细结果，无法让消费者相信其减肥有效性和安全性。麻黄就是个例子。麻黄曾经用作减肥产品中的草药刺激剂，但因为可能存在不良反应，包括精神状态变化、高血压、心律不齐、中风、癫痫和突发性心脏病，现在已被美国FDA禁止使用。另一个例子是酸橙（Bitter Orange）。酸橙是现在仍用于某些减肥饮食补充药物中的另一个草药刺激剂，常被称为麻黄的代用品，酸橙中的活性成分，在化学结构和作用上类似于麻黄。现代医学对酸橙的研究不多，因而含酸橙的OTC减肥饮食补充药物还是存在着安全上的不确定因素。

由于OTC减肥药物属非处方药物，且产品极多，成分复杂，各国政府有关部门没有能力也没有财力像监控减肥处方药物那样监控OTC减肥药物。这对需要减肥的消费者来说，是个难题——该如何去选择它们。

首先，考虑使用饮食补充减肥药物的人在使用前应咨询医生，了解产品的减肥效果和危险性。对于患有高血压、糖尿病、肝病及心脏病的人尤为重要。其次，认真阅读、研究发表在互联网上的各个减肥产品的信息，尤其重视那些评论性的、产品相互比较的以及销售方面的信息。最后，确定需要购买的产品。

美国国家卫生研究院（NIH）于2019年10月，以列表形式简明扼要地介绍了23种最常见的单一减肥饮食补充药物，详见表5-2。

表5-2　23种最常见减肥饮食补充药物

活性成分	作用机制	有效性评述	安全性评述
非洲芒果(African Mango)	抑制脂肪及减少激素——瘦素水平，后者抑制进食，从而减少食物摄入和体内脂肪细胞贮存	临床试验很少，且研究规模小 结论：可能有不大的减肥作用	连续10个星期每天摄入3.15克。已知的不良反应是头痛、难以入睡、肠胃胀气和嗳气
β-葡聚糖(β-Glucans)	改变食物在肠胃中输送时间，以及减慢对葡萄糖的吸收	做过几个临床试验 结论：对减肥没有作用	每天10克，连续服用12个星期，没有安全问题，已知的不良反应是肠胃胀气
酸橙(Bitter Orange)	增加能量消耗和脂肪分解，起温和的食欲抑制剂作用，脱氧肾上腺素是提取出来的活性成分	做过临床试验，但研究方法不多 结论：可能会增加静息时的代谢速率和能量消耗，对于减肥作用尚未确定	有报道对酸橙的安全性表示关心，特别是与其他刺激剂一起使用时。已知的不良反应有胸痛、忧虑、头痛、增加血压和心跳等
咖啡因（以添加形式，或来自马纳茶、可乐果及马黛茶）(Coffeine)	刺激中枢神经系统，增加生热作用和脂肪氧化	做过几种配方药的短期临床试验 结论：对减肥可能有轻微作用，在整个试验过程中可减少体重增加	成年人每天摄入量小于0.4～0.5克时，暂无安全隐患，高于该剂量时，则要明显注意其安全性

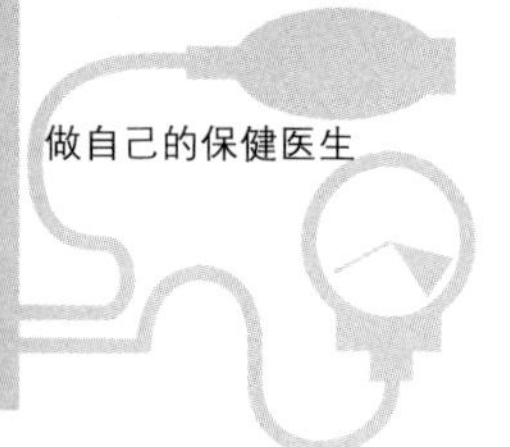

（续表）

活性成分	作用机制	有效性评述	安全性评述
钙（以钙化合物形式加入）(Calcium)	增加脂类分解，减少脂肪吸收	做过几个大型的临床试验 结论：基于临床试验结果，对预防体重增加和减肥没有作用	在推荐量范围（成年人每天 1～1.2 克）内无安全问题。不良反应有便秘、肾结石以及高剂量时干扰锌和铁的吸收
辣椒素 (Capsaicin)	增加人体能量消耗和脂类氧化，增加饱腹感，减少能量摄入	做过几个临床试验，主要集中在能量摄入和服用者食欲上 结论：可能会降低能量摄入，但对体重没有影响	在摄入高至每天 33 毫克，连续 4 个星期，或每天 4 毫克，连续 12 个星期情况下，几乎不用关心安全问题。不良反应有肠胃问题、增加胰岛素阻抗水平及减少高密度脂蛋白（HDL）水平
肉（毒）碱 (Carnitine)	增加脂肪酸氧化	做过作为次要结果的几个临床试验 结论：稍有些减肥作用	每天 2 克长达 1 年，或每天 4 克长达 56 天，不用担心安全问题。不良反应有恶心、腹泻、呕吐、腹部痛性痉挛、鱼腥体味以及提高与较大心血管病有关的二甲基胺 N-氧化酶的水平

（续表）

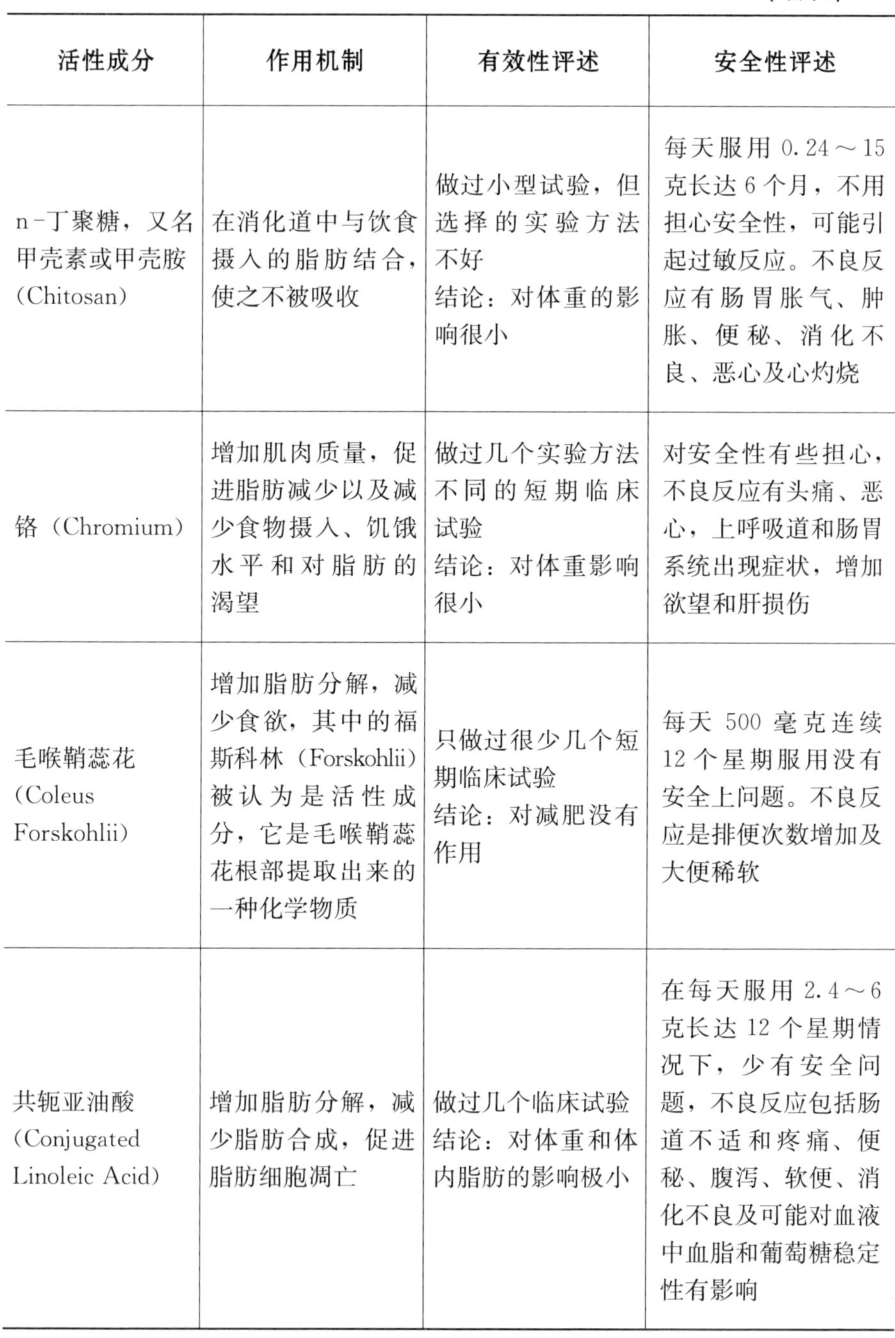

活性成分	作用机制	有效性评述	安全性评述
n-丁聚糖，又名甲壳素或甲壳胺（Chitosan）	在消化道中与饮食摄入的脂肪结合，使之不被吸收	做过小型试验，但选择的实验方法不好 结论：对体重的影响很小	每天服用 0.24～15 克长达 6 个月，不用担心安全性，可能引起过敏反应。不良反应有肠胃胀气、肿胀、便秘、消化不良、恶心及心灼烧
铬（Chromium）	增加肌肉质量，促进脂肪减少以及减少食物摄入、饥饿水平和对脂肪的渴望	做过几个实验方法不同的短期临床试验 结论：对体重影响很小	对安全性有些担心，不良反应有头痛、恶心，上呼吸道和肠胃系统出现症状，增加欲望和肝损伤
毛喉鞘蕊花（Coleus Forskohlii）	增加脂肪分解，减少食欲，其中的福斯科林（Forskohlii）被认为是活性成分，它是毛喉鞘蕊花根部提取出来的一种化学物质	只做过很少几个短期临床试验 结论：对减肥没有作用	每天 500 毫克连续 12 个星期服用没有安全上问题。不良反应是排便次数增加及大便稀软
共轭亚油酸（Conjugated Linoleic Acid）	增加脂肪分解，减少脂肪合成，促进脂肪细胞凋亡	做过几个临床试验 结论：对体重和体内脂肪的影响极小	在每天服用 2.4～6 克长达 12 个星期情况下，少有安全问题，不良反应包括肠道不适和疼痛、便秘、腹泻、软便、消化不良及可能对血液中血脂和葡萄糖稳定性有影响

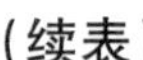
（续表）

活性成分	作用机制	有效性评述	安全性评述
褐藜黄素或岩藻黄素（Fucoxanthin）	增加体能消耗和脂肪酸氧化，抑制脂肪细胞分化和脂聚集	只做过一次且与石榴种子油一起的临床试验 结论：不足以得出可靠的结果	以仅有的一个临时试验看，每天服用 2.4 毫克长达 16 个星期下无安全性的问题。不良反应还不清楚
藤黄果（Garcinia Cambogia）	抑制脂肪生成，减少食物摄入，假设羟基柠檬酸是其活性成分	做过几个实验方法不同的短期临床试验 结论：对体重变化影响很小	对安全有些担心。不良反应是头痛、恶心，出现上呼吸道症状及肠胃症状，增加欲望和肝损伤
葡甘露聚糖（Glucomannan）	增加饱腹感，推迟空胃时间	做过几个不同方法的临床试验，大多数试验的目的集中在对脂和血糖水平的影响上 结论：对体重的影响极小	对于可能造成食道阻塞的片剂，给予特别的关注，但对于另外几种葡甘露聚糖，每天服用量高达15.1克长达几个星期也很少有安全上问题。不良反应有便松软、肠胃气胀、腹泻、便秘及腹部不舒服
绿咖啡豆（Greem Coffee Bean）提取物	抑制脂肪聚集，调节葡萄糖代谢	临床试验很少，且所用的实验方法都不好 结论：可能对体重减轻有少许影响	每天服用高达 200 毫克长达 12 个星期，也很少有安全性问题，但研究做得不严格，对咖啡因没有定量。不良反应有头痛和尿路感染

(续表)

活性成分	作用机制	有效性评述	安全性评述
绿茶（Green Tea）和绿茶提取物	增加体能消耗和脂肪氧化，减少脂肪吸收和聚集	做过几个高质量的临床研究，对含咖啡因的绿茶中的儿茶素进行了研究 结论：对减少体重有少许作用	作为一种含咖啡因的饮料没有安全上问题，但对绿茶提取物有些担心。不良反应有便秘、腹部不舒服、恶心、增加血压及肝损伤
胍尔豆胶（Guar gum）	作为一种肠道填充剂，它能推迟空胃，增加饱腹感	做过几个高质量的临床试验 结论：对体重没有影响	按照目前的配方，每天服用高达 30 克长达 6 个月，很少出现安全问题。不良反应包括腹部疼痛、肠胃胀气、腹泻、恶心和心脏痉挛
仙人掌素，一种产于非洲纳米比亚和安哥林的仙人掌产品（Hoodia）	压抑食欲，从而减少能量吸收	公开发表的临床研究很少 结论：基于 1 个研究，对能量吸收和体重没有影响	有安全问题，即增加心率和血压。不良反应包括头痛、头昏、恶心和呕吐
益生菌（Probiotics）	改变肠道内的微生物群，影响到人从食物中吸收营养素和能量，以及改变体能消耗	做过几个临床研究 结论：对体内脂肪、腰和髋的情况及体重的影响不一样	没有安全问题。不良反应有胃肠道症状，如胀气

（续表）

活性成分	作用机制	有效性评述	安全性评述
丙酮酸盐 (Pyruvate)	增加脂肪分解和能量消耗	临床试验做得很少，且实验方法不合格 结论：对体重和人体脂肪的影响可能极小	在服用剂量达到每天30克持续6周的情况下很少有安全上的问题
山莓（又名覆盆子、树莓或悬钩子）酮 (Raspberry ketone)	改变脂肪代谢	只对含有其他成分的产品做过一次临床试验 结论：已有的研究不足以得出结论	在一个长达8个星期的研究中看不到有安全上问题，但研究本身设计不合理。不良反应尚不知
维生素D (Vitamin D)	作用机制仍无定论，但低维生素D水平与肥胖之间有关联	做过几个临床试验 结论：对体重没有影响	在推荐摄入量（对成年人每天600～800个国际单位）下没有安全上问题，在摄入非常高的情况下有毒性，成年人摄入量每天超过4 000个国际单位下还可忍受。不良反应有厌食、体重减轻、多尿、心律不齐、增加血钙水平以及导致血管和组织钙化

（续表）

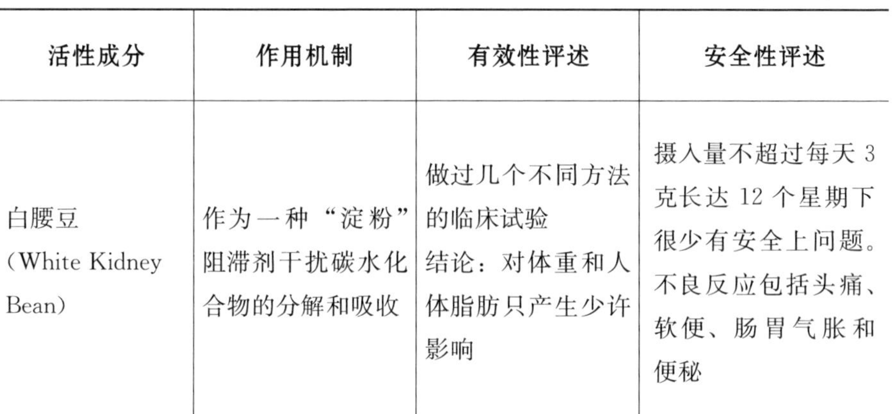

活性成分	作用机制	有效性评述	安全性评述
白腰豆（White Kidney Bean）	作为一种“淀粉”阻滞剂干扰碳水化合物的分解和吸收	做过几个不同方法的临床试验 结论：对体重和人体脂肪只产生少许影响	摄入量不超过每天3克长达12个星期下很少有安全上问题。不良反应包括头痛、软便、肠胃气胀和便秘

应该指出，不管是处方还是非处方的减肥药物，迄今为止，市场上还没有一种针对减肥“立竿见影”的安全神药。市场上正在销售的几百甚至上千计的减肥产品中，业内人士指出，做过临床试验的只占极少数，大部分没有做过合乎规范的临床试验。每个产品的生产厂家都会宣传他们自己的产品减肥如何有效。事实上，现在得到医生和有关研究人员公认的减脂有疗效的产品不多，包括纤维素、绿茶、咖啡因和阿利在内，其减肥效果也只是轻微的。所以，服药只能是减肥的一种辅助手段。至于那些在广告上宣传每月可减几千克，甚至每星期减肥几千克的，要么是不实之词的虚假广告，要么就是以损伤身体为代价换来的“短期效应”，切不可相信。减肥是一项涉及人体多个器官和系统的综合工程，在打破或逆转体内生理平衡的同时，也必须考虑人体能够承受的能力，即不良反应对人体带来的损害。有些减肥药物可能“卓有疗效”，但考虑到它们严重不良反应，或许就“一文不值”，甚至可能是个祸害。减肥产品市场现在已是个巨大的赢利市场，各式各样减肥产品让人“眼花缭乱”，其中难免夹杂一些伪劣产品。重要的是，消费者在选购前必须谨慎，多做调查研究，以免减肥不成，毁了身体又破财。

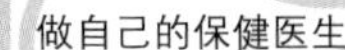

增加体重，相对说来是个容易的过程，因为它往往与人满足自己的欲望相一致，而减肥却是有难度的长过程，千万不可操之过急，贵在坚持。有关学者和专业人士公认的减肥原则是，在切实坚持健康饮食习惯和积极参加有规律的体力活动的前提下，同时服用一些减肥效果看起来虽不是很大但副作用肯定小的非处方减肥药物，是一条合乎科学且能够长期坚持的行之有效的减肥之路。

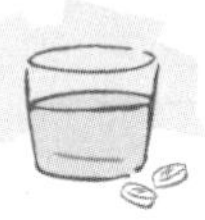

治疗前列腺肥大的补充药物

前列腺是男性特有腺体，它能分泌前列腺液，男性睾丸分泌出来的精子就储存在前列腺液中形成精液。同时，前列腺中含有抗菌因子，起保护尿道的作用。

男性的尿道穿前列腺（环）中心而过。由于某种原因（目前普遍认为男性随着年龄增长激素平衡发生变化），男性的一生中，前列腺在不断长大，这是个趋势，所以老年男性比较有可能患前列腺肥大症。40岁以下的男子中，很少有人得前列腺肥大症。60岁以前，有近1/3的男子出现中等程度到严重程度的前列腺肥大症状。对于80岁的男子，这个比例可达1/2。

前列腺肥大，又称良性肥大性前列腺（BHP），引起的直接后果是压迫穿它而过的尿道，导致发生一系列的排尿问题，主要有尿频、排尿难、尿线变细和尿滴沥、排尿结束时有滴尿或漏尿现象、或膀胱无法排空等，甚至容易引起更加严重的并发症，如膀胱和尿道感染及膀胱结石等。这些症状，虽不会致命，却让人烦恼，明显影响生活质量。故出现这些症状，患者应及时去医院检查，并在医生的指导下服用处方药物。目前常用的处方药物有两类：α-受体阻滞体和5－α还原酶抑制剂。一般来说，对于轻度到中等程度的前列腺肥大症患者，服用这两类药物后都会有明显的效果，对于症状严重的患者，医生可能会建议外科手术切除部分肿胀的前列腺。

治疗前列腺肥大的另一大类药物是非处方药物，包括 OTC 药物和补充药物。前者主要是指非类固醇抗炎症药物，其中最常用的是阿司匹林和布洛芬（Ibuprofen），后者是指植物性的天然草药，包括果实及它们的提取物或加工物。美国 *Health Line* 在 2016 年列出了下面 7 种常用于治疗前列腺肥大补充药物的单一活性成分，并逐一给予简短评论。

1. 未经加工的锯棕榈（Saw Palmetto）：这是一种生长在美国东南部的树木，由它的果实提取出来的产品是现在熟知的治疗包括前列腺肥大在内等排尿问题的一种草药。美国国家健康研究所（NIH）做过几个研究后证实它是有效的，故目前它成了最广泛应用于治疗前列腺肥大补充药物的活性成分之一。但为了让其进一步被公众接受，做进一步的研究是有必要的。

2. 臀果木，又名非洲刺李（Pygeum）：臀果木是非洲垂树（African Plum Tree）树皮的一种提取物，它是一种抗炎药物，作为治疗前列腺肥大的草药已有多年，对膀胱也有正面作用。一个小型的研究结果表明，当与其他草药一起服用时，能解决前列腺肥大患者的尿频问题，但其是否有疗效还需进一步研究。

3. 黑麦草花粉（Rye Grass Pollen）：这种草药是黑麦草或梯牧草花粉的提取物，它有助于改善前列腺肥大患者半夜上厕所的问题。已有的一个研究结果显示，这种草药对减少尿频和夜尿可能是有效的。

4. 南非星草（South African Star Grass）：南非星草之所以可以作为一种治疗前列腺肥大的草药，是因为它含有 β-谷甾醇（β-Sitosterols），这种植物甾醇也可在酸奶和人造黄油中找到。已有的证据表明，在治疗与前列腺肥大有关的排尿问题上，β-谷甾醇是有效的。

5. 红花苜蓿，又名红三叶草（Red Clover）：由红花苜蓿的花冠制成的这种草药可用来治疗包括前列腺肥大在内的一系列疾病，它可能有助于减少病人的夜尿，但迄今仍没有足够的证据证明它是有效的。

6. 刺荨麻（Stinging Nettle）：这是一种在欧洲已有很长医学史的植物，它的叶子上有精细的毛，当人的皮肤触碰到它时可引起疼痛，它的叶子和根均可药用。在欧洲，它的根常被用来治疗前列腺肥大，一些人相信，它有助于增加前列腺肥大患者的尿液，但至今还没有充实的临床研究结果证实这种有效性。

7. 南瓜籽油（Pumpkin Seed Oil）：已有的一项研究显示，南瓜籽是安全的。吃南瓜籽油可能是一种有效治疗前列腺肥大的替代疗法。在一项研究中，研究人员给患者每天服用 320 毫克南瓜籽油，连续服用 12 个月，在改进前列腺肥大患者症状和生活质量上比空白组更有效。

根据已在科学上被证明的有效添加成分、临床研究或试验的结果、生产厂家的声誉和透明度、所含的剂量多少、产品价值比以及广告上提供的信息，美国 *Discover* 杂志公开发表了 2020 年 9 种最好的治疗前列腺肥大草药的排名，如下。

1. IMD Prostat MD；
2. Vita Flour；
3. Prosta Stream；
4. Prostate 911；
5. Nuzena Prostate Support；
6. Prostate Plus；
7. Gundry MD Pro-Forta Men；
8. VigRx Prostate Support；
9. Prostate Freedom Formula。

上述 9 种草药中，除了都含有前面介绍过的像锯棕榈这样的主要活性成分外，往往还会添加其他多种草药、维生素及微量元素，以增加药效，故它们实际上是复合配方药物。

处方药物治疗前列腺肥大作用机制为松弛前列腺肌肉，减少对尿道的压力。其见效快，但不良反应不小。长期服用，经济上也是一个负担。然而草药不一样，草药容易获得，价格便宜且不良反应极小，适于长期服用。考虑到前列腺肥大是一种老化性疾病，按照目前的医疗水平，根除这种病是不可能的，治病只是起到减少症状的作用。因此，服用草药这样的补充药物不失为治疗前列腺肥大的一种良好选择，或许可成为一种不可替代的方法。

改变饮食是防治前列腺的另一个简易途径。中国一项为期4年的研究发现，高水果和蔬菜饮食，特别是多吃深色叶子蔬菜和番茄能减少前列腺肥大的发生，改善其症状，降低良性前列腺肿大恶化的概率。美国国家癌症研究所（NCI）在一份研究报告中称，石榴汁能抑制前列腺癌细胞的分化，对前列腺健康有好处，因为石榴汁是一种高水平的抗氧化剂。

另外，还有两种非服药性治疗前列腺肥大的特殊方法引人注目。一是凯格尔（Kegel）健肌锻炼法，这是一种针对骨盆底肌肉进行锻炼的健身疗法。尿流是由那些骨盆底肌肉控制的，有些医生认为，凯格尔健肌锻炼法是不用药或不用手术情况下控制不连续尿流最有效的方法。另一种是名为Rezum的水蒸汽疗法，这属于非外科门诊手术疗法，将消毒过的水蒸汽注入前列腺的肥大部分。热的水蒸汽使造成前列腺肥大的细胞死亡，导致前列腺皱缩，尿道更加开放。2015年底，美国食品和药物管理局（FDA）批准它作为治疗良性前列腺肥大的一种方式。

前列腺肥大与前列腺癌不是同一回事，两者之间没有必然的联系，在治疗方法上也不同。在男性中，前列腺肥大已是最普遍存在的健康问题，尤其在50岁以上的男子中，前列腺肥大确实给患者带来持续不断的烦恼。根据现今的医学水平，虽不能完全治愈它，但服用处方药物或非处方补充药物（草药），以及配合其他非服药性方法（如锻炼），通常情况下能达到令人满意的结果。如病情控制不住，医生会建议患者接受外科手术，切除部分肥大的前列腺体。但外科切除手术往往带来严重后遗症（手术伤及周围神经），故不到万不得已，不建议采取手术治疗。

图书在版编目（CIP）数据

做自己的保健医生：保健品及 OTC 药物攻略 / 陆志仁编著. --上海：上海科学普及出版社，2021

ISBN 978-7-5427-8076-8

Ⅰ. ①做… Ⅱ. ①陆… Ⅲ. ①保健一产品一基本知识 Ⅳ. ①R161

中国版本图书馆 CIP 数据核字（2021）第 196205 号

责任编辑 柴日奕

装帧设计 赵 斌

做自己的保健医生

陆志仁 编著

上海科学普及出版社出版发行

（上海中山北路 832 号 邮政编码 200070）

http：//www. pspsh. com

各地新华书店经销 上海盛通时代印刷有限公司印刷

开本 787×1092 1/16 印张 13 字数 172 000

2021 年 11 月第 1 版 2021 年 11 月第 1 次印刷

ISBN 978-7-5427-8076-8

定价：39. 80 元